Gabriele Feyerer
Auf den Spuren der Angst

Gabriele Feyerer

Auf den Spuren der Angst

Panikattacken und Phobien natürlich behandeln

Orlanda

Die Deutsche Bibliothek - CIP-Einheitsaufnahme
Feyerer, Gabriele: Auf den Spuren der Angst : Panikattacken und Phobien natürlich behandeln / Gabriele Feyerer.
- 1. Aufl.. - Berlin : Orlanda, 2001
ISBN 3-929823-82-9

1. Auflage 2001

© 2001 Orlanda Frauenverlag GmbH, Berlin
Alle Rechte vorbehalten

Lektorat: Ekpenyong Ani
Umschlaggestaltung: Birgit Lukowski, Berlin
Herstellung & Satz: Anna Mandalka
Druck: Fuldaer Verlagsagentur

Haftungsausschluss

Inhalt und Adressenmaterial dieses Buches wurden nach bestem Gewissen erarbeitet. Eine Erfolgsgarantie kann dennoch nicht übernommen werden. Ebenso ist jede Haftung des Verlags bzw. der Autorin für wie immer geartete Personen-, Sach- oder Vermögensschäden, welche durch die Anwendung der gebotenen Informationen entstehen, ausgeschlossen. Eventuell sich ergebende Ähnlichkeiten mit natürlichen oder juristischen Personen sind zufällig und keineswegs von der Autorin beabsichtigt. Ebensowenig verfolgt dieses Buch den Zweck der wertenden Beurteilung irgendeiner Berufsgruppe bzw. Therapiemethode oder medizinischen Richtung. Die Umsetzung aller Ratschläge obliegt dem freien Ermessen der LeserInnen. Das Buch ersetzt nicht die **Inanspruchnahme ärztlicher Diagnose und Beratung**.

Danksagung

Ich danke für die Beratung und freundliche Unterstützung:

- Herrn Dr. med. Ernst Schrott, Maharishi-Ayur-Veda Zentrum Regensburg;
- Societas Medicinae Sinensis (Dr. med. C. H. Hempen), München;
- Herrn Dr. med. Leonhard Hochenegg, Hall i. Tirol;
- Herrn Dr. med. Thomas Kroiss, Wien.

Weiterhin danke ich allen Menschen, die in vielen Gesprächen ihre persönlichen Erfahrungen und Gefühle mit mir geteilt haben und das immer noch tun.

Inhalt

Statt eines Vorwortes	11
So nutzen Sie dieses Buch	14
Wie alles begann ...	14

1. Die Angst in Theorie und Praxis — 19
Die mit den vielen Gesichtern — 19
Der Begriff Angsterkrankung — 20
Einordnung und Sichtweise von Angststörungen — 21
Angsterkrankung und Psychosen — 23
Angsterkrankung und Depressionen — 24
Zwangsstörungen — 27
Ursachenforschung — 29

2. Konventionelle Formen der Angstbehandlung — 33
Psychopharmaka — 33
Psychotherapie – Schlüssel zur Seele — 41
Verhaltenstherapie — 44
Nicht immer alles psychisch — 47

3. Erscheinungsbilder der Angst und ihre natürliche Behandlung — 53
Agoraphobie — 53
Depersonalisation — 55
Nervöses Atmungssyndrom/Hyperventilation — 57
Herzneurose — 60
Das Mitralklappenprolaps-Syndrom (MPS) — 64
Wetterfühligkeit/Meteoropathie — 66
Blutunterzuckerung/Hypoglykämie — 68
Nervöser Schwindel und Übelkeit — 70
Ein häufiges Begleitsymptom: Migräne — 74
Das prämenstruelle Syndrom (PMS) — 76
Angst und die Wechseljahre — 78
Chronische Müdigkeit und Burnout — 84
Pilzerkrankungen/Mykosen — 86
Umwelteinflüsse — 89

4. Therapien und Selbsthilfeverfahren in Kürze 93
Selbsthilfe – Sinn und Grenzen 93
Akzeptieren – ein einfacher Weg 94
Paradoxe Intention 97
Phytotherapie/Pflanzenheilkunde 99
Homöopathie 107
Biochemie nach Dr. Schüssler 110
Ayurveda 111
Chinesische Naturheilkunde (TCM) 114
Akupressur 117
Tibetische Medizin 119
Hydrotherapie – Die Heilkraft des Wassers 121
Hildegardmedizin 124
Apitherapie/Bienenprodukte 126
Aromatherapie 128
Bachblüten 130
Lithotherapie/Edelsteinmedizin 133
Aura-Soma und Farbtherapien 136
Heilende Schwingungen 137
Atmen – Entspannen – Bewegen 139
Musik und Tanztherapie 141
Visualtherapie – Die Heilkraft innerer Bilder 142
Feng Shui 143

5. Heilfaktor Ernährung 145
Risiko Allergie 145
Neue Erkenntnisse 147
Vitamine, Mineralstoffe und Spurenelemente 149
Aminosäuren 157
Biologische Nährstoffergänzungen 159

**6. Schnelle Hilfe auf einen Blick –
das Notfallprogramm** 165

7. Ansichten und Einsichten 167
Warum Alternativmedizin? 167
Schimpfwort Esoterik 168

Angst und Partnerschaft 170
kein Vorrecht der Erwachsenen 172
Ist die Angst weiblich? 172
AngstpatientInnen und Suizidgefährdung 174
Geben Sie Ihre Erfahrungen weiter 177

Anhang 179
Verwendete und weiterführende Literatur 179
Adressen- und Bezugsquellenverzeichnis 187

»*Jeden Tag sind unsere Arztpraxen voll. Dabei ist jedem von uns bewusst, dass 60 Prozent der Leute in den Praxen, 40 bis 60 Prozent die unter Narkose in den Operationssälen liegen, keine Rezepte und keine Operationen bräuchten, sondern einfach einen Menschen. Die brauchen kein Valium, sondern Valeur, Werte. Sie brauchen kein Librium, sondern Libertatem, Freiheit.*«

Dr. Walter Lechler, Begründer der psychosomatischen Klinik Bad Herrenalb in einem Vortrag der Luzerner Psychotherapietage 1995

Statt eines Vorwortes

Szene eins: Ein TV-Ratgebermagazin. Via Telefon kommen Ratsuchende zu Wort, die seit Jahren gegen Angst und Depressionen ankämpfen. Ein Arzt und eine Psychologin servieren den bekannten Therapiecocktail – Medikamente plus Psychotherapie. Trauriges Faktum: mehr als die Hälfte der AnruferInnen beteuert, das alles schon längst (erfolglos) hinter sich zu haben. Dennoch bekommen sie die Empfehlung, es weiter zu versuchen. Ganz so, als rate man einem Kind, das von grünen Äpfeln Bauchweh bekommen hat, noch mehr davon zu essen.

Szene zwei: Gesundheitsmesse in meiner Heimatstadt. Eine resolute ältere Dame will den Besuchern ein bestimmtes Bewegungssystem nahebringen. Mir und meiner Begleiterin prophezeit sie ein sicheres Schicksal als chronisch Leidende, es sei denn, wir ändern unsere »Haltung«. Sie jedenfalls habe es geschafft, und in einem Wochenend-Seminar (selbst verfasstes Buch inklusive) könne sie unsere falsche Lebensführung entlarven.

Da hat wieder jemand den Stein der Weisen gefunden. Für andere ist er natürlich nicht gratis. Ich werde mit den Worten entlassen: »Denken Sie darüber nach«. Das tat ich. Ich dachte an meine lehrreichen Jahre als Angstopfer. Mir wurde keine große Erleuchtung zuteil. Ich musste mir Stück für Stück meines neuen Lebens hart erkämpfen. Vielleicht hat mich das ein wenig krumm gemacht. Heute stehe ich wieder so gerade, wie ich eben kann.

Die beiden Episoden haben etwas gemeinsam: Es gibt darin »Lehrende« und »Belehrte«. Die letzteren haben eine denkbar schlechte Ausgangsposition. Auf der Suche nach Hilfe überhäuft man sie mit gut gemeinten, nicht selten aggressiv gefärbten Ratschlägen. Wie viele AngstpatientInnen mussten diese

Erfahrung nicht schon machen, ohne dass ihnen je wirklich geholfen wurde?

Ein anderes Buch über die Angst

Vielleicht haben Sie wie ich den Eindruck gewonnen, dass die meisten Hochglanzratgeber und literarischen Selbstbekenntnisse auch einen versteckten Vorwurf an jene beinhalten, die immer noch krank sind. Da bekommen Sie alles so schön erklärt, nehmen brav Ihre Medikamente und besuchen zahllose Therapiestunden. Sie lesen über Betroffene, die durch Disziplin und Konsequenz gesund wurden, ... und lassen mutlos Ihre Lektüre sinken, weil gerade Sie zu den VersagerInnen gehören, die das niemals schaffen werden. Warum?

Ich denke, die meisten BehandlerInnen vergessen über ihrem professionellen Eifer die Liebe. Im Herzen jedes seelisch erkrankten Menschen sitzt ein tiefer Schmerz. Die nackte Angst, als Individuum – als Person – nicht wahrgenommen und akzeptiert zu werden. Alle Erzählungen Betroffener lassen diese seelische Verwundung erkennen. Ich würde daher an den Anfang jeder Therapie den Trost, das Zuhören und die schlichte Menschlichkeit setzen. All das ist heute nicht mehr »in«, ziemlich sicher aber ist es der Grund, weshalb es überhaupt soviel Angst gibt. Nur wer sich angenommen fühlt, wer genug geweint, genug »ausgeruht« hat, ist wirklich offen für eine Therapie, welcher Art diese schließlich auch sein mag.

Es war immer meine Absicht, für Betroffene zu schreiben, die mehr wissen wollen, als man AngstpatientInnen für gewöhnlich sagt. Es liegt mir fern, zu belehren oder zu (ver)urteilen. Noch weniger verbreite ich absolute Wahrheiten. Davon gibt es ja schon genug. Dieses Buch will Ihnen helfen, Ihren ganz persönlichen Weg aus der Angst zu finden. Sie allein entscheiden, ob Sie ihn gehen werden, wie schnell und wann.

Am deutlichsten kommt diese Forderung nach Selbstverantwortung für mich im Buddhismus zum Ausdruck: Buddha selbst untersagte allen Anhängern, seine Lehren zu akzeptieren, es sei denn, sie hätten diese als richtig erkannt. So wird auch nur aus Ihnen selbst die Kraft zum »Heilwerden« erwachsen. Dazu von Herzen viel Mut und Erfolg!

Gabriele Feyerer im April 2001

So nutzen Sie dieses Buch

Ein Grund, dieses »Angstbuch« zu schreiben, war für mich die verzweifelte Feststellung zahlloser AngstpatientInnen: »Ich habe alles versucht, nichts hat geholfen ...« Bei näherem Hinsehen stellt sich jedoch heraus: die meisten sind nie über Medikamente und Gesprächs- bzw. Verhaltenstherapie hinaus gekommen. Manche haben es daneben (erfolglos) mit Massagen oder Akupunktur probiert – das war es meist schon. Nur wenige Opfer der »Krankheit Angst« entdecken auf ihrer Spurensuche die Naturheilkunde. Kein Wunder – auch ich habe Jahre dafür gebraucht.

Dieses Buch stellt den schulmedizinischen Ansätzen erstmals »alternative Heilmethoden« gegenüber. In meiner Einführung in die Denk- und Handlungsweisen der modernen Medizin und Psychologie beleuchte ich diese sehr kritisch, gerade wegen ihres Absolutheitsanspruchs. Es folgen häufige Symptombilder, naturheilkundliche Mittel und Therapien, die sich fast alle auch zur Selbsthilfe eignen. Erschrecken Sie nicht vor der Fülle des Gebotenen, denn darin liegt die große Chance. Wenn diese Methode nicht wirkt, dann eben eine andere. Es mag etwas dauern, bis Sie das Richtige für sich gefunden haben, doch die Mühe lohnt sich. Im Kapitel »Schnelle Hilfe auf einen Blick« (S. 165) gibt Ihnen ein Notfallprogramm zusätzliche Sicherheit. Der Anhang bietet Hinweise und nützliche Adressen.

Wie alles begann ...

Bevor wir nun von Symptomen und Therapien sprechen, möchte ich kurz auf meine eigenen Erfahrungen mit der Angst eingehen: Meine eigene Angstkarriere begann früh und unspektakulär. Mit leichten Panikgefühlen vor Klassenarbeiten, wenn ich meinte, nicht zu »genügen«. Mit einer anfangs harmlos erscheinenden Furcht davor, aufzufallen, mich dumm anzustellen, »schwach« zu sein.

Während meiner Studienzeit erwischte sie mich voll: die Angst. Ich litt an nervösen Herzbeschwerden, Schwindelattacken und Anfällen namenloser Panik in Situationen, denen ich mich nicht gewachsen fühlte. Zum Schluss konnte »es« überall passieren: im Bus, während einer Vorlesung oder zu Hause vor dem Fernseher. Ich ging nur ungern aus dem Haus, doch allein zu bleiben, war mir genauso unerträglich. Wie die meisten Betroffenen unterwarf ich mich dieser Angst und richtete mein Leben völlig nach ihr aus. Ich glaubte, todkrank zu sein, verstand die Welt nicht mehr. Würde ich in einer Nervenklinik enden, einen Herzanfall erleiden, verrückt werden? Wie lange würde dieser Zustand andauern?

Die folgende Odyssee von Arzt zu Arzt war durch Fehlschläge gekennzeichnet. Von »klinischen« Methoden enttäuscht, begann ich meine Lebensumstände zu analysieren. Ich stellte wirklich alles in Frage, und nahm auch die mir immer aufgedrängten Antidepressiva. Die Angst blieb. Geraume Zeit später fanden erste Berichte über eine »neue Krankheit«, genannt Paniksyndrom, den Weg in die Medien. War mein Leiden endlich »entdeckt« worden? Mitnichten. Jede Euphorie erwies sich als unbegründet, denn die empfohlenen Therapien unterschieden sich nicht wesentlich von allem, was ich bereits kannte.

Die Wende

In meiner Verzweiflung hätte ich damals nach jedem Strohhalm gegriffen, und sicher war es ein gnädiges Schicksal, das mir zufällig ein Buch mit dem unscheinbaren Titel »Selbsthilfe für Ihre Nerven« (⇨ Literaturangaben) in die Hände spielte. Die australische Ärztin Claire Weekes beschreibt darin die Heilung verschiedener Angst- und Erschöpfungszustände mit Hilfe einer Technik, die sie »Akzeptieren« nennt (Dr. Weekes ging davon aus, dass man Angst zuerst annehmen = akzeptieren muss, um sie dann loszulassen.). Für mich erschloss sich durch diesen Fingerzeig eine ganz neue Sichtweise der Angst. Das

Buch half mir zu verstehen, welchen Anteil ich selbst an meinen Problemen hatte, und wie man einem Panikanfall wirksam begegnet.

Ein Weg unter vielen

Akzeptieren ist ein möglicher Weg, der Angst entgegen zu treten, doch die Realität gestaltet sich für jede Angstpatientin und jeden Angstpatienten anders. Durch mein Buch soll niemand davon abgehalten werden, ärztliche Hilfe zu suchen. Die Informationen werden Ihnen aber dabei helfen, auch weniger bekannte Möglichkeiten der Angstbewältigung zu nutzen, denn: die »Rückfallquote« bei Angst ist hoch. Studien zufolge können rund 80 Prozent der Betroffenen dauerhaft geheilt werden. (Wie lange diese Heilung anhält, ist selten dokumentiert.) Was aber geschieht mit den restlichen 20 Prozent? Was sollen Betroffene tun, deren Angst allen Behandlungsversuchen trotzt? Weshalb werden manche Angstopfer ihre Symptome trotz aufrichtiger Bemühungen nicht los oder geraten immer wieder in die Sackgasse? 20 Prozent kann sehr viel sein, wenn Sie selbst zu dieser Minderheit gehören.

In diesem Buch werden Sie Antworten auf viele Fragen finden. Ich schreibe darin nicht als »Fachfrau« über das psychologische Phänomen Angst. Dafür besitze ich als Betroffene jenes »Wissen zweiter Art«, von dem der Arzt und Autor Till Bastian sagt, dass es einsamer ist, als das Wissen der Experten, weil es keine Macht verleiht.[1]
Ich spreche von Dingen, die ich am eigenen Leib erfahren habe. Viele Therapieansätze konnte ich selbst erproben. Auch das Schreiben dieses Buches bedeutete für mich Therapie. Trotz gegenteiliger Ratschläge habe ich es immer abgelehnt, mich kritiklos auf ÄrztInnen und Medikamente zu verlassen. Dies

---

[1] Till Bastian: *Arzt, Helfer, Mörder – Eine Studie über die Bedingungen medizinischer Verbrechen*, Paderborn 1982

hat nichts zu tun mit dem generellen Ablehnen von Hilfe (das man auch akzeptieren muss), vielmehr hat mich die Übernahme der Verantwortung für meine Angst auf einen Weg nie gekannter innerer Freiheit geführt.

Ich widme dieses Buch vor allem meinen betroffenen Geschlechtsgenossinnen, da sie es sind, die am häufigsten durch den konventionellen Therapierost fallen. Was das bedeutet, kann ich selbst nur allzu gut nachvollziehen. Dennoch gilt selbstverständlich auch für betroffene Männer: Information ist der erste Schritt.

KAPITEL 1
Die Angst in Theorie und Praxis

DIE MIT DEN VIELEN GESICHTERN

Praktisch alles in unserem Leben kann zu einer Quelle der Angst werden: die Gesundheit, der Beruf, soziale Beziehungen, andere Menschen ... und nicht zuletzt die Angst selbst. Angst, solange sie in erträglichen Grenzen bleibt, spornt dazu an, Lösungen für anstehende Probleme zu suchen. Sie bringt uns zum Handeln. Sobald sie aber ein lähmendes Ausmaß erreicht, wird sie zum lebenseinschränkenden Hindernis.

Wenn Angst zur Krankheit wird

Kämpfen oder Fliehen sind tierische und somit auch menschliche Urinstinkte. Es sind die beiden Generalwege aus der Angst. Was aber, wenn kämpfen sinnlos erscheint und fliehen unmöglich wird? Tiere verfallen bei Gefahr in eine Art »Angstlähmung«. Starr vor Entsetzen blicken sie ihrem Todfeind ins Auge. Ein Mensch verhält sich in namenloser Panik nicht anders.

Es ist im Grunde unwesentlich, ob die Angst als sogenannte Phobie (Angst vor bestimmten Objekten oder Situationen) auftritt, oder ob es sich um »irrationale« Ängste ohne ersichtlichen Bezugspunkt handelt. Die Krankheit Angst folgt keinem Schema. Sie kann jeden treffen, denn sie ist kein Leiden der

Schwächlinge und VersagerInnen. Noch weniger ist sie ein Symptom von Geisteskrankheit. Angst entwickelt sich auf dem Nährboden von Stress, Überforderung und zunehmender Erschöpfung.

Krankhafte (pathologische) Angst scheint fast ein Vorrecht der modernen Wohlstandsgesellschaft zu sein. Wir verlieren zunehmend den Kontakt zu den elementaren Dingen des Lebens. Religiöse Hingabe (nicht Bigotterie), das Bewusstsein für Familienbande und soziale Geborgenheit nehmen ab. Eltern überlassen ihre Kinder modernen »Betreuungseinrichtungen« und landen später zum Dank dafür in Altenheimen. Liebe und Beziehungen opfern wir auf dem Altar unserer neuen Götzen: Leistung, Macht und Einkommen. Fremdpropagierte Formen der »Selbstverwirklichung« ersetzen vor allem bei Frauen das Gespür für wahre seelische Bedürfnisse.

Umso mehr beginnen wir uns vor dem »Nichts« – der inneren Leere – zu ängstigen. Fehlernährung mitten im Überfluss samt einem fehlgeleiteten Verständnis von Krankheit und Gesundheit tun das Übrige. Ich meine, es kommt gar nicht darauf an, wovor der Mensch von heute Angst hat, sondern *dass* er soviel Angst hat. Eine Angst, die uns in genau jene Isolation treibt, die wir so sehr fürchten.

Der Begriff Angsterkrankung

Schätzungen zufolge sind mindestens drei bis fünf Prozent der deutschsprachigen Gesamtbevölkerung (der überwiegende Teil weiblich) von chronischer Angst betroffen und es dauert durchschnittlich sieben (!) Jahre, bevor einem Angstopfer, wenn überhaupt, effektiv geholfen wird. Nur 15 Prozent aller AngstpatientInnen werden laut Weltgesundheitsorganisation (WHO) sinnvoll behandelt (wobei zu klären bliebe, was man unter sinnvoller Behandlung versteht).

Die Thematik der Angsterkrankung ist abzugrenzen von ähnlichen Zustandsbildern wie etwa Schizophrenien, die zwar Angstsymptome aufweisen, mit der Angststörung, wie sie hier verstanden wird, jedoch nichts gemein haben. Der Zielrichtung dieses Buches am nächsten kommt das sogenannte »Paniksyndrom«.

Frühe Autoren sprachen von »Angstneurose« (Freud) oder von »Phobien«, z.B. der Agoraphobie (die Angst vor Leere und Weite) oder Klaustrophobie (die Angst, eingeschlossen und hilflos zu sein). Man hat chronische Ängste oft genug auch unter Hypochondrie (»eingebildete« Krankheiten) oder gar Hysterie (beliebte Diagnose für Frauen) eingeordnet.

Solche Angstkategorien dienen dem Zweck, ÄrztInnen genügend Anhaltspunkte für ihre Behandlung zu liefern, den Betroffenen helfen sie wenig. Ich verwende in diesem Buch den Begriff »Angsterkrankung« für Zustände scheinbar grundloser, lang anhaltender Angst, weil er das Wesentliche deutlich herausstellt: dass die Angst für die betroffenen PatientInnen Krankheitswert angenommen hat.

Einordnung und Sichtweise von Angststörungen

Ernstere seelische Disharmonien werden in der Fachliteratur als »Neurosen« bezeichnet. Dieser Begriff wurde schon 1776 von dem schottischen Arzt Cullen für »Funktionsstörungen des Nervensystems ohne organische Ursache« geprägt.

Sigmund Freud versuchte erstmals, Neurosen durch das damals revolutionäre Verfahren der Psychoanalyse zu behandeln.

Doch nicht jedem neurotischen Verhalten kommt auch schon Krankheitswert zu. Als Faustregel kann gelten, dass ein kritischer Punkt erreicht ist, wenn der oder die Betroffene selbst dauerhaft leidet und/oder Dritte durch negatives Verhalten zu Schaden kommen. Die klassische Neurosenlehre (in der Fachwelt immer noch tonangebend) kennt eine Vielzahl von angstgeprägten Krankheitsbildern, darunter

- Angstneurosen und Phobien;
- Depressive Neurosen;
- Hypochondrie;
- Zwangsneurosen, Charakterneurosen und dergleichen mehr.

Innerhalb eines solchen Schemas könnte man die Angsterkrankung zwar unter die Angstneurosen einordnen, sie streift aber ebenso das Zustandsbild depressiver Neurosen oder der Hypochondrie (»Herzneurose«). AngstpatientInnen können sogar Zwangssymptome entwickeln.

Angst als Symbol

Angst bricht immer dort durch, wo der Mensch aufgrund einer ererbten oder erworbenen Sensibilität am empfindlichsten reagiert. Die körperliche und die seelisch-geistige Ebene greifen dabei ineinander. Rein »biologisch« bedingte Angst gibt es nicht. Auslöser nervöser Störungen sind meist Stress und Erschöpfung, oft zusammen mit Fehlernährung. Claire Weekes spricht in ihrem Buch einfach von »nervöser Erkrankung«.

Chronische Angst setzt sich meist dann fest, wenn einem/einer nervös erkrankten PatientIn nach erfolgter Untersuchung nicht glaubhaft und wiederholt (!) versichert wird, dass diese verwirrenden Symptome nicht wirklich gefährlich sind. Am Anfang einer »Angstkarriere« steht fast immer die übertriebene Furcht vor jenen bedrohlich anmutenden Erscheinungen, die mit Erschöpfung und geistiger Übermüdung einhergehen. Die beliebteste Diagnose lautet in solchen Fällen »Depression«. Was nicht weiter schlimm wäre, würde dabei nicht übersehen, welch immense Bedeutung die Betroffenen ihrer Angst beimessen. So aber verlassen sie die Praxis ausgestattet mit Medikamenten und sind »so klug als wie zuvor«.

ANGSTERKRANKUNG UND PSYCHOSEN

Psychosen, sogenannte »echte« Geisteskrankheiten, haben mit der Angsterkrankung wenig gemein. Damit erübrigt sich die bange Frage, ob AngstpatientInnen »durchdrehen« könnten. Wenn man darunter den Verlust des Realitätsbewusstseins versteht, so ist die Antwort ein klares Nein. AngstpatientInnen »schnappen nicht über«. Sie werden nur deshalb von Furcht vor dem Wahnsinn geplagt, weil man im Zustand extremer Panik das Gefühl hat, als zöge sich der Verstand in den hintersten Winkel des Gehirns zurück. Doch das ist in der Tat harmlos und geht immer vorüber (⇨ Depersonalisation).

Klassische Psychosen – wie die schizophrene Störung – unterscheiden sich von der Angsterkrankung schon dadurch, dass die Betroffenen meist gar nicht der Meinung sind, Hilfe zu brauchen. Im Gegenteil: sie halten ihre Umwelt für »nicht richtig«. Obwohl Perioden der Einsichtsfähigkeit gegeben sind, verlangen akute PsychotikerInnen eher selten von sich aus nach Therapie. Ganz anders verhält es sich bei AngstpatientInnen, die sich ihren Symptomen sehr intensiv zuwenden und von einem Arzt zur nächsten Ärztin laufen, um eine Erklärung für ihre quälenden Gefühle zu finden.

Sie brauchen sich keinesfalls davor zu fürchten, durch Ihre Angststörung »in die geistige Leere« abzurutschen. Es ist auch unwahrscheinlich, infolge von Panikzuständen organisch zu erkranken. AngstpatientInnen haben im Gegenteil die besten Aussichten, gesund zu bleiben, da sie einen anderen Ausweg aus ihrer seelischen Not gewählt haben, als die Flucht in körperliche Krankheit.

Angsterkrankung und Depression

Sind AngstpatientInnen depressiv? – Ich würde sagen, in aller Regel nein, doch haben sie aufgrund fehlender Hilfe und Aufklärung allen Grund, es zu werden. Depressionen gehören mittlerweile zu den häufigsten psychischen Erkrankungen. Weltweit leiden nach den Schätzungen der WHO etwa 200 Millionen Menschen an »Melancholie« oder »Schwermut«, wie man diesen Zustand früher nannte. Denn gegeben hat es sie immer schon: die unerträgliche »dunkle Nacht der Seele«. Und auch hier waren und sind Frauen in der Mehrheit, wenn die Männerwelt auch aufzuholen beginnt.

Schwere Depressionen müssen wegen möglicher Selbsttötungsabsichten sehr ernst genommen werden. Andererseits wird die Depression schon als der »Schnupfen unter den seelischen Störungen« bezeichnet, weil sie viel zu leichtfertig diagnostiziert wird.

Nicht jede Phase großer Traurigkeit, nicht jede seelische Verstimmung ist schon eine Depression. Auch wenn Sie sich einmal über längere Zeit niedergeschlagen fühlen, ist das noch lange kein Grund, Psychopharmaka zu schlucken. Haben Sie etwa einen lieben Menschen verloren, sei es durch Tod oder Trennung, so bleiben hier Gefühle zu bearbeiten, die man nicht mit

Chemie »erleichtern« oder gar beseitigen kann. Reichlich überzogen scheint der Hinweis einer Ärztezeitung, falls das sogenannte »depressive Kernsyndrom« (Antriebsschwäche, Schuldgefühle, Traurigkeit etc.) über zwei bis drei Wochen anhalte, müsse es »behandelt« – gemeint ist offensichtlich chemisch beeinflusst – werden.

Wir verlernen heute zunehmend, negative Gedanken und Gefühle auszuhalten, sie angemessen einzuordnen und als Teil eines Lernprozesses zu sehen, um den wir auch mit Hilfe chemischer Seelentröster nicht herumkommen. Doch die nötige Zeit zum »Heilwerden« gesteht man uns in der Regel nicht mehr zu. Funktionsausfälle sind in unserer Leistungsgesellschaft unerwünscht. Treten sie doch auf, ist eine möglichst schnelle »Wiedereingliederung« oberstes Ziel. Was aber in solchen Fällen künstlicher Verdrängung folgt, ist noch schlimmer: es tritt z.B. eine Krebserkrankung oder ein Herzinfarkt auf. Trauer, Verzweiflung und Mutlosigkeit müssen deshalb zu allererst mit den lebendigen Heilmitteln Anteilnahme, Trost und Hoffnung behandelt werden. Psychopharmaka können diese vitale Hilfestellung niemals ersetzen.

Probleme der Diagnose und Behandlung

Untersuchungen zeigen, dass nur etwa jede/r dritte depressive PatientIn professionelle Hilfe bei ÄrztInnen sucht. Diese stellen nur bei jeder/m zweiten Hilfesuchenden die richtige Diagnose. Und noch fataler: nur jede/r Siebente wird schließlich sinnvoll behandelt.

Angeblich haben 80 Prozent aller depressiven PatientInnen auch diverse Ängste. Das mag stimmen, doch ist kaum anzunehmen, dass auch 80 Prozent aller Angstopfer depressiv sind. Sie werden es vielmehr erst im Zuge ihrer PatientInnenlaufbahn. Ihre Depression ist eher eine Reaktion auf ihren quälenden

Zustand, als die Ursache desselben. Angsterkrankung und Depression sind zwei Paar Schuhe – wenn auch vom selben Schuster.

Obgleich mittlerweile neue Wege der Diagnose vorgeschlagen werden, unterscheidet die psychiatrische Lehre nach wie vor zwischen zwei großen Gruppen: den exogenen (reaktiven) und den endogenen Depressionen (»von innen kommend«). Bei ersteren findet sich ein Auslöser (physische Erkrankung, Unglücksfälle, Distress, Medikamente etc.), während bei der endogenen Form ein solcher nicht ersichtlich ist. Also geht man von »biologischen Ursachen« aus (Störungen der Gehirnchemie, Stoffwechselanomalien u. ä.) und behandelt in praktisch jedem Fall mit Psychopharmaka.

Ein eigenes Feld bilden die »larvierten« Depressionen, bei welchen die eigentliche seelische Störung durch körperliche Beschwerden (Kopf- oder Rückenschmerzen, herzneurotische Symptome, häufige Infekte etc.) quasi »zugedeckt« wird. Dieser Abwehrmechanismus – Männer wählen ihn öfter als Frauen – ist den betroffenen PatientInnen nicht bewusst, gute ÄrztInnen aber durchschauen ihn.
  Da die Übergänge zwischen den genannten Gruppen fließend sind, folgen viele ÄrzteInnen bereits einer Empfehlung der WHO, nur mehr von »depressiven Episoden« zu sprechen, denn egal ob reaktiv, endogen oder sonstwie: einen Grund haben Depressionen immer.

In der Praxis werden bei der Behandlung von Angst- und depressiven PatientInnen kaum Unterschiede gemacht. Beide erhalten Antidepressiva (und nicht nur diese), zusätzlich empfiehlt man therapeutische Gespräche. Die mittlerweile sehr gut erforschten Phytotherapeutika (Johanniskraut bzw. Kava-Kava) werden höchstens »komplementär« (zusätzlich) verordnet (⇨ Phytotherapie, S. 99). Man will den Chemiemultis ja nicht auf die Zehen treten.

Aus der Sicht der Ganzheitsmedizin weisen alle psychischen Störungen Ähnlichkeiten auf. Depressionen ebenso wie die Angsterkrankung (ja sogar Psychosen) sprechen günstig auf Ernährungstherapie, Allergiebehandlung, Fastenkuren und viele andere Naturheilmethoden an. Schubladendenken macht hier wenig Sinn. Psychopharmaka können im Einzelfall für begrenzte Zeit notwendig werden, stellen aber keine effektive Therapie dar. Sie versuchen nur, gewaltsam einen Karren in Gang zu bringen, dessen Räder blockieren. Diesen Blockaden jedoch sollte unsere Aufmerksamkeit gelten.

Die Diagnose »Depression« ist also für AngstpatientInnen nicht unbedingt falsch gewählt. Sie sollte aber besser lauten: »Depressives Zustandsbild aufgrund chronischer Angst und Erschöpfung«.

ZWANGSSTÖRUNGEN

Zwangshandlungen und -gedanken sind relativ schwer zu therapierende Störungen. Die Ärztin Dr. Claire Weekes ortete jedoch auch in dieser Form psychischer Beeinträchtigung nur eine Spielart der »nervösen Erkrankung«. Sie konnte im Wege des Aktzeptierens (⇨ Akzeptieren, S. 94) einer Frau helfen, die 17 (!) Jahre lang an quälenden Zwängen gelitten und eine endlose Psychotherapie hinter sich hatte. Dr. Weekes lehrte die Patientin, ihre Zwangsimpulse als das Phantasieprodukt eines überlasteten Gehirns zu erkennen. Die Frau gewann den kurzen »rationalen Einblick« und heilte sich bald selbst. Nicht immer funktioniert es derart simpel, doch die Mechanismen der Zwangsstörung legen ein solches Vorgehen zumindest nahe.

Zwänge resultieren oft aus besonders schmerzhaften und belastenden Kindheitserfahrungen, die seelisch unbearbeitet geblieben sind. ZwangspatientInnen wollen diese Situationen keinesfalls wieder erleben; ihre Zwänge bilden einen untauglichen Verdrängungsversuch. Sie »beschäftigen« die Kranken und lenken sie von den wahren Gefühlen ab. ZwangspatientInnen scheinen sich panisch vor ihrer eigenen Wahrheit zu fürchten. Das zwanghafte Nicht-Loslassen-Können eines Gedankens (z.B. der Vorstellung, sich oder anderen etwas anzutun) oder eines Rituals (Wasch-, Kontrollzwang etc.) ist eine Folge der namenlosen Angst davor, was geschehen könnte, »wenn es doch wahr wäre« – wenn man seinen Impulsen freien Lauf ließe. Die dann aufsteigende Panik glauben die Betroffenen nicht aushalten zu können. Möglicherweise hilft ihnen Akzeptieren gerade deshalb. Akzeptieren und »Sein-lassen« vermindert die Angst vor der Angst. Damit wird auch für Zwangskranke erfahrbar, dass nichts geschieht, wenn sie »loslassen«, dass selbst die schlimmste Panik vorübergeht. Erfahrungsgemäß verletzen z. B. PatientInnen mit aggressiven Zwangsimpulsen äußert selten jemanden. Es ist die Vorstellung, welche ihnen Qualen bereitet. Dieser Teufelskreis kann mit Akzeptieren durchbrochen werden. Sehr hilfreich ist hier neben Rescue Remedy das Bachblütenmittel Cherry Plum. White Chestnut beendet die negative Gedankenspirale und Crab Apple hilft, wenn Sie sich »schmutzig« fühlen (⇨ Bachblüten, S. 130).

Auch die Angst von HerzneurotikerInnen (⇨ Herzneurose, S. 60), die unentwegt ihren Puls fühlen, ist eine Form von Zwang. Sie können nicht glauben, dass ihr Herz noch schlägt und müssen es immer wieder überprüfen. Ihre Angst spielt ihnen Streiche und sie spielen mit. Sie müssen lernen, der Versicherung ihres Arztes oder Ihrer Ärztin, dass sie organisch gesund sind, zu vertrauen (hier ist z.B. das Verschreiben von Medikamenten eine äußerst ungeschickte Vorgangsweise). Dabei hilft ihnen die Erfahrung, dass Akzeptieren die Panik verringert. Auch eine Gesprächstherapie kann erst dann greifen, wenn die Betroffenen ganz real fühlen, »dass es wahr ist«, dass sie nicht an ihrem Herzklopfen sterben und nicht vor Angst verrückt werden.

Ursachenforschung

WissenschaftlerInnen und PraktikerInnen mussten gleichermaßen erkennen, was Betroffene längst vermutet haben: die eine Ursache für Angst gibt es nicht. Die Angsterkrankung verlangt von sich aus nach einer patientenzentrierten Sichtweise. Betrachten wir in möglichster Kürze, was die Forschung bisher über die Ursachen chronischer Angst zu wissen glaubt. Ich beschränke mich hier auf jenen notwendigen Überblick, den AngstpatientInnen brauchen, um zu verstehen, weshalb ihnen diese oder jene Behandlung angeboten wird.

Fast alle herkömmlichen Therapieansätze fußen auf zwei Erklärungsmodellen, die entweder davon ausgehen, dass Angst rein seelische Ursachen hat (psychologische Modelle) oder aber, dass körperliche Vorgänge der Grund sind (organische Modelle). Dazwischen stehen die Vertreter der Ansicht, beides sei der Fall (psychobiologisches Erklärungsmodell). Nachdem hier, wie zu erwarten war, ein Konsens niemals erreicht wurde, sucht man heute das Heil in der mehrdimensionalen Forschung (»nach allen Richtungen«). Es ist offensichtlich, dass weniger die Angst selbst eine Rolle spielt, sondern vielmehr der Mensch, der sie hat. Wichtig für AngstpatientInnen ist es, zu wissen: TherapeutInnen neigen dazu, die Heilmethoden entsprechend der eigenen Überzeugung auszuwählen.

Der Körper

Die moderne Psychiatrie vertritt die Auffassung, Ängste und Depressionen seien eine unmittelbare Folge »biologischer Fehlfunktionen«, sprich eines Mangels an chemischen Botenstoffen (= Neurotransmittern) im Gehirn. Für diese Theorie existiert kein wirklich stichhaltiger Beweis. Den rein körperlichen Ansatz halten nicht einmal federführende amerikanische ForscherInnen für sinnvoll, denn im Grunde ist es unmöglich, von der Wirkung eines Medikamentes umgekehrt auf einen Defekt im Gehirn zu schließen. Es enspricht aber der schulmedizinischen »Regenschirmlogik«. Diese schließt aus dem Vorhandensein von Regenschirmen auf baldigen Regen und hält es überdies für möglich, durch das Herbeischaffen von Regenschirmen Regen zu erzeugen. Anders gesprochen: über eine Veränderung der Gehirnchemie durch Psychopharmaka glaubt man die »normale« Gefühlswelt wieder herstellen zu können. Vordergründig mag das funktionieren, aber Misserfolge sind vorprogrammiert, falls AngstpatientInnen keine anderen Bewältigungsstrategien erlernen.

Die Seele

Die Anhänger der psychologischen Erklärungsmodelle finden sich natürlich vorwiegend unter den orthodoxen PsychotherapeutInnen und PsychologInnen. Doch auch sie tragen erbitterte Streitgespräche darüber aus, wo es denn nun in der Seelenlandschaft gehapert hat, wenn massive Angst auftritt. Die einen halten Verdrängungsprozesse, negative Kindheitserinnerungen oder Schockerlebnisse für ausschlaggebend, während VerhaltenstherapeutInnen meinen, übersteigerte Ängste seien größtenteils »erlernt«.

Ich bin (mit vielen anderen) der Ansicht, dass in all diesen »Schulen«, wie man die diversen Therapierichtungen nennt, ein Teil der Wahrheit zu finden ist, niemals aber die ganze. Denn was haben wir von TherapeutInnen, die in Ihren KlientInnen wenig mehr sehen, als bloß ein nach Schema X zu therapierendes Seelengebäude?

Das Bewusstsein

Dass an der Entstehung von Angst auch unser aktives Denken mitwirkt, konnten die Vertreter beider zuvor genannter Richtungen nicht ignorieren. Somit gesellte sich zum biologischen und psychologischen noch ein »kognitiver Ansatz« (von lateinisch cogitare: denken). Diese Sichtweise bricht eine Lanze für das Akzeptieren, denn unsere eigenen kritischen Gedanken entscheiden letztlich darüber, wie wir mit der Angst umgehen.

Heute lautet die einmütige Empfehlung zur Behandlung seelischer Störungen, gleich welcher Art: Medikamente plus Psychotherapie. Warum das so ist, dazu wird Ihnen jede/r TherapeutIn eine eigene Begründung servieren – er oder sie lebt schließlich davon. Bleibt nur zu hoffen, dass die moderne Medizin jene »mündigen« und damit kritischen PatientInnen, von denen sie so gerne spricht, auch wirklich haben will.

KAPITEL 2
Konventionelle Formen der Angstbehandlung

Psychopharmaka

Die wenigsten AngstpatientInnen kommen im Laufe ihrer Erkrankung gänzlich an Medikamenten vorbei. Sie sind meist die erste (und oft einzige) Hilfe, die man Ihnen anbietet. Unter den Begriff Psychopharmakon fällt jede Substanz, die psychotrop, d.h. auf die Seele, wirkt. Streng genommen gehören dazu auch Alkohol, Kaffee, Tee und alle Suchtgifte, ebenso Schlaf- und Schmerzmittel. Das erklärt gleichzeitig, warum diese Stoffe bei Missbrauch süchtig machen. Werfen wir zum besseren Verständnis einen Blick auf die Entstehungsgeschichte dieser Medikamentengruppe:

In diversen Schilderungen über »Irrenanstalten« um die Jahrhundertwende fällt ein Umstand sofort auf: man konnte den ohrenbetäubenden Lärm der InsassInnen offenbar von weitem hören. Wer heute die »geschlossene Abteilung« entsprechender Kliniken betritt, wird kaum viel Unruhe bemerken. Diese Änderung wurde durch die Ära der psychoaktiven Medizin bewirkt, welche nach dem zweiten Weltkrieg mit der Einführung eines revolutionären Medikamentes (Chlorpromazin) an der Pariser psychiatrischen Klinik ihren Anfang nahm. Mit diesem

Mittel war es plötzlich möglich, auffällige (»agitierte«) PatientInnen ruhig zu stellen. Welch enormer Gegensatz zu früher, da die Tätigkeit der »Irrenärzte« sich – von diversen unsinnigen und menschenunwürdigen Praktiken abgesehen – vornehmlich auf das Studieren und Beobachten ihrer Schützlinge beschränkt hatte. Im Zuge dieser Entdeckung wurde die Psychiatrie zu einer durchaus beherrschbaren Disziplin. Endlich hatte man Erfolge vorzuweisen. Eine Ausdehnung der Indikationen konnte ebensowenig ausbleiben wie die Vermutung der Allgemeinmediziner, hier eröffne sich ein probater Weg, um diverse Befindlichkeitsstörungen ihrer PatientInnen zu kurieren.

»Wenn die Ursache für psychische und interaktionelle Probleme in der Biologie zu finden ist, dann kann auch nur der Arzt helfen. Dies mag einer der Gründe sein, warum biologische Konzepte bei Ärzten beliebter sind: Zum einen ist es meist das einzige, was sie während ihrer Ausbildung gelernt haben, und zum anderen werden sie bei solch einer Sichtweise unersetzbar. Den Patienten und ihren Angehörigen wird damit suggeriert, sie hätten keine Chance, ihre Situation selbst zu verändern.«

(Peter Breggin: *Giftige Psychiatrie Teil 2*, Heidelberg 1997, S. 15)

Die Lage

Eine Studie der Weltgesundheitsorganisation (WHO) an PatientInnen in der BRD ergab: jede/r vierte PatientIn einer Allgemeinpraxis muss als »psychisch auffällig« bezeichnet werden. Neben Depressionen ist die häufigste Diagnose ein »generalisiertes Angstsyndrom«. Im europäischen Raum steigt seit 1995 der Verbrauch von Psychopharmaka kontinuierlich an. Mittlerweile zählen sie zu den fünf am häufigsten verordneten Medikamentengruppen überhaupt.

Medikamente gegen Angst und Depressionen

Wer nun meint es sei Zufall, dass das Phänomen Angst seit geraumer Zeit in aller Munde ist, der irrt. Vielmehr hatten sich die sogenannte »biologische Psychiatrie« und ihre Sponsoren, die internationalen Pharmakonzerne, das Thema Angststörungen auf die Fahnen ihrer Kampagnen für die neunziger Jahre geschrieben, da dieser Bereich neue Absatzmärkte versprach. Die Welle der biologischen Theorien, welche Depressionen und Ängste auf irgendeine Neurotransmitter-Fehlfunktion zurückführen, ist nun völlig auf Europa übergeschwappt und wird von manchen TherapeutInnen leider oft allzu bereitwillig unterstützt. Nach dem Motto »Doppelt hält besser« teilen ÄrztInnen und PsychologInnen den Patientenkuchen gerecht unter sich auf.

Tranquilizer (Anxiolytika)

Zu den am häufigsten gegen akute Ängste verschriebenen Medikamenten gehören die sog. Tranqulizer (Benzodiazepine und ihre Derivate). Bekannte Vertreter dieser Stoffgruppe: Diazepam (*Valium*), Chlordiazepoxid (*Librium*) oder Oxazepam (*Adumbran*). Die relative Mindergiftigkeit dieser Substanzen verleitet zum Missbrauch und mündet allzu häufig in der Sucht. In Kombination mit Alkohol und anderen Arzneimitteln kann eine solche Abhängigkeit tödlich enden. Tranquilizer sollen u.a. die Wirkung des chemischen Botenstoffes GABA im zentralen Nervensystem verstärken. Von GABA glaubt man, dass es Ängste mindert.

Im Wesentlichen unterscheiden sich diese Medikamente kaum von den Hypnotika (Schlafmitteln), ihre Langzeitauswirkungen gleichen denen der Alkoholsucht. Unter ihrer Einnahme, und besonders nach Absetzen höherer Dosen (was immer aussschleichend erfolgen muss!), werden Blutdruckkrisen, Depersonalisationsgefühle (⇨ Depersonalisation, S. 55) Unruhe, extreme Panikattacken und eine verstärkte Selbstmordneigung beobachtet. Zu den Folgen der Langzeiteinnahme von Tranquilizern zählen Leberschäden, bleibende Gedächtnisstörungen und Wahnideen, bis hin zur Gehirnschrumpfung. In manchen Fällen und bei Überdosierung rufen Tranquilizer genau jene Symptome hervor, gegen die sie wirken sollen (Paradoxe Reaktion).

Die Einnahme eines Tranquilizers ist nach Meinung kritischer BehandlerInnen nur in Notfällen und für einen sehr begrenzten Zeitraum (allerhöchstens 1-2 Wochen) gerechtfertigt. Die allgemein hohe Akzeptanz dieser Mittel beruht auf einer überzeugenden Präsentation durch den Arzt/die Ärztin (bzw. Pharmavertreter, die gleichzeitig als »Berater« fungieren) sowie auf dem Willen der Betroffenen, an die positive Wirkung zu glauben. Der günstige Verlauf einer Gesprächstherapie wird durch Tranquilizer eher behindert. Benzodiazepine können in niedriger Dosierung dabei helfen, einen Teufelskreis extremer Panik zu durchbrechen, die Einnahme darf jedoch nie zur Gewohnheit werden.

Meprobamat

Diese Stoffgruppe (z.B. *Miltaun*, *Visano N*) ist kaum angstlösend und gleicht in der Wirkung den Barbituraten (Schlafmitteln). Meprobamat führt schnell zu Abhängigkeit und Sucht. Der Entzug ist schwierig und nicht gefahrlos. Die Kombination mit Alkohol kann Verwirrungszustände auslösen. Diese Mittel haben ähnlich starke Nebenwirkungen wie die Benzodiazepine (s.o.).

Monoaminoxidasehemmer

Neben Tranquilizern werden (z.B. bei Unverträglichkeit anderer Psychopharmaka) oft sogenannte MAO-Hemmer verordnet. Die Forschung glaubt nämlich zu wissen, dass Ängste und depressive Stimmungslagen mit einem Überschuss des Enzyms

MAO (Mono-Amino-Oxidase) einhergehen. Bei Anwendung dieser Medikamentengruppe ist eine strenge Diät zu halten, deren Missachtung lebensbedrohlich werden kann. Unzulässige Kombinationen mit bestimmten Nahrungsmitteln, Alkohol oder anderen Medikamenten führen zu Kopfschmerzen, und Blutdruckkrisen bis hin zum Tod (ein Fall ging durch alle österreichischen Medien). Ältere Präparate wurden ob ihrer Gefährlichkeit schon vom Markt genommen, doch auch die neuen »reversiblen Hemmer der Monoaminoxidase B« (z.B. *Aurorix*) sind zur Therapie von Ängsten denkbar ungeeignet.

Neuroleptika

Manche Behandler ordnen AngstpatientInnen offenbar in der Nähe von Wahnkranken ein und verschreiben Ihnen ein Neuroleptikum. Diese Medikamente wurden zur »Beherrschung« (nicht Heilung) schwerer Psychosen wie der schizophrenen Störung entwickelt. Neuroleptika blockieren im Gehirn u.a. den Nervenüberträgerstoff Dopamin. Da sogenannte niedrigpotente Neuroleptika (*Melleril, Truxal* etc.) stark sedierend (= beruhigend) wirken, halten einige sie für geeignet um AngstpatientInnen in akuten Phasen »ruhigzustellen«. Neuroleptika können sehr starke und bleibende Nebenwirkungen verursachen (Krämpfe, Zittern, Muskelstarre, extreme Erregbarkeit). Bei Langzeiteinnahme zeigen sich oft ernste, irreversible Bewegungsstörungen (Spätdiskynesen). Neue sogenannte atypische Neuroleptika haben weniger unerwünschte Effekte, doch in der Summe bleiben diese Medikamente was sie sind: schwere chemische Not-Keulen.

Sollten Sie als AngstpatientIn an derart wohlmeinende MedizinerInnen geraten, machen Sie schleunigst kehrt. Ihre Absichten wären für Sie ähnlich katastrophal, wie der (gar nicht so seltene) Ratschlag, es mit der »Elektrokrampf-Therapie« – sprich den guten alten Elektroschocks – zu versuchen, die durchaus wieder in Mode kommen.

Betablocker

Den HerzneurotikerInnen unter den Angstopfern (⇨ Herzneurose, S. 60) werden fallweise sogenannte Betarezeptoren-Blocker verschrieben, um das Herz zu »beruhigen«. Diese Medikamente finden bei organischen Herz-Kreislauf-Leiden (Hypertonie), Schilddrüsen-Störungen und vereinzelt gegen Migräne Anwendung. Gegen die Ursachen der Angst richten sie jedoch nichts aus, wohl aber ist bekannt, dass zu hohe Dosen Depressionen und ein eigentümliches Taubheitsgefühl im Kopf auslösen können. Betablocker setzten Blutdruck und Herzschlagfrequenz herab und könnten die Todesfurcht von HerzneurotikerInnen noch verstärken, wenn sie meinen, ihr Herz schlage zu langsam oder bleibe überhaupt stehen. Beim Mitralklappenprolaps (siehe S. 64) scheint ihr Einsatz jedoch zuweilen gerechtfertigt.

Antidepressiva

Jene Medikamentengruppe, die sich als relativ brauchbar zur zeitweiligen Behandlung von Angststörungen erwiesen hat, sind die Antidepressiva. Bereits in den 60er Jahren erkannte ein Schweizer Psychiater, dass der Wirkstoff Imipramin (*Tofranil*) Depressionen bessern und offenbar die Stimmung psychisch Kranker heben konnte. Etwa zur gleichen Zeit stellte ein Kollege aus den USA fest, dass sich damit Panikattacken abfangen ließen. Vom Imipramin leitet sich eine ganze Reihe weiterer Antidepressiva her, deren Wirkung längst nicht ausreichend erforscht ist. Wichtigstes Pro-Argument der VerschreiberInnen: Antidepressiva machen nicht süchtig. Das mag auf die körperliche Sucht zutreffen. Psychisches Suchtverhalten, das eine ebenso massive Rolle spielt, ist niemals auszuschließen. Der Ablauf einer seelischen Erkrankung wird durch Antidepressiva kaum verkürzt, sondern allenfalls »kosmetisch verbessert«, wie viele ExpertInnen zugeben.

Lange bekannt, »bewährt« (und billig) sind die sogenannten trizyklischen Antidepressiva (Substanzen Amitriptylin, Clomipramin, Imipramin u.a.). Hauptproblem in der Anwendung sind ihre unangenehmen Nebenwirkungen. In Fachkreisen spricht man von »anticholinerger Wirkung« (Schwindel, Zittern, Mundtrockenheit, Augenschäden bis hin zu Störungen des Harnapparates). Bei Langzeiteinnahme trizyklischer Antidepressiva wurden vermehrt Herzschäden beobachtet. Der chemische Botenstoff Acetylcholin (ACh) und das cholinerge System wirken beruhigend auf den Gehirnstoffwechsel. Durch Antidepressiva sollen Freisetzung und Intensität von ACh und anderer Neurotransmitter (= chemische Informationsträger zwischen den Nervenzellen) beeinflusst werden. Wie das genau geschieht, ist unbekannt. Das kolportierte »Wissen« beruht auf Annahmen.

Von der ersten Generation trizyklischer Antidepressiva leiten sich weitere tetrazyklische und chemisch anders strukturierte »Designerpsychopharmaka« her. Gegen phasenhaft verlaufende Depressionen (Manisch-depressive Störung) kommen Lithiumpräparate zum Einsatz.

Zur Zeit werden die sogenannten »Selektiven Serotoninwiederaufnahme-Hemmer« (SSRI) als gewichtigste Waffe gegen Ängste und Depressionen angesehen, da man glaubt, mit dem Neurotransmitter Serotonin einen Hauptverantwortlichen für seelisches Missempfinden zu kennen. Auch diese Vorliebe nahm ihren Ausgang in den USA, wo die Substanz Fluoxetin (*Prozac / Fluctin*) von einigen Psychiatern als Allheilmittel gegen Angst und Traurigkeit gepriesen wurde. Andere serotonerge Stoffe wie Paroxetin oder Sertralin werden speziell zur Therapie von Angststörungen empfohlen. Das Wissen über die Langzeitwirkungen dieser neuen chemischen Segnungen ist jedoch spärlich. Sie werden erst direkt am »Patientenmaterial« zu beobachten sein.

Kein Fanatismus

Einem verzweifelten seelisch erkrankten Menschen diese mögliche Hilfe vorzuenthalten scheint grausam, und dafür plädiere ich auch nicht. In vielen Fällen hilft ihre Einnahme dabei, wieder Boden unter den Füßen zu gewinnen. Die Anwendung von Psychopharmaka muss dem freien Ermessen zwischen PatientInnen und BehandlerInnen überlassen bleiben. An den Tatsachen ändert das freilich wenig: die Rückfallquote medikamentös »Geheilter« ist hoch. Am häufigsten werden Selbstmorde kurz nach Wirkungseintritt bzw. nach Beendigung der Einnahme von Medikamenten beobachtet. Nach einer Einnahmedauer von 6-12 Monaten sollten Antidepressiva ausschleichend abgesetzt werden. Längere Gaben führen ziemlich sicher in eine Abhängigkeit.

Ein Mantel für die Seele

Kritische Beobachter sprechen von »selbstverordneter Anpassung« und rücken damit psychotrope Medikamente in ein schonungsloses Licht. Die reelle Chance, welche AngstpatientInnen durch ein geeignetes Medikament haben, ist eine Gelegenheit zum »Luftholen«. Wird es dadurch möglich, zuversichtlicher an andere vitale Therapien heranzugehen, kann das Ergebnis befriedigend sein. Wegzaubern können Sie die Angst aber nicht durch bunte Pillen. Das Skelett im Wandschrank wird uns immer wieder in Panik versetzen, solange wir die Tür nicht in der Absicht öffnen, ihm entgegen zu treten.

Ich fand das Problem an anderer Stelle sehr treffend formuliert, als ein Mediziner zu bedenken gab: »Aspirin hilft gegen Kopfschmerzen. Was noch lange nicht heißt, das wäre eine effektive Therapie, denn Kopfschmerzen sind keine Aspirin-Mangel-Krankheit.« Auch Depressionen und Ängste sind nicht einfach nur das Ergebnis eines Mangels an chemischen Botenstoffen.

Diese Ausführungen sollen niemanden verunsichern, der Medikamente als hilfreich empfindet. Es ist keine Schande, sie in Krisensituationen umsichtig zu nutzen. Seien Sie sich aber dessen bewusst, dass Psychopharmaka keine harmlosen »Zuckerln« sind, die man bedenkenlos konsumieren kann.

»Eine Besserung bei gleichzeitiger Einnahme von Medikamenten ist selten eine psychologisch einwandfreie Angelegenheit; die gesundheitliche Verbesserung schließt dann fast immer die Nachwirkung einer bleibenden Hilflosigkeit ein.«

(Peter R. Breggin: *Giftige Psychiatrie Teil 2*, Heidelberg 1997, S. 71)

PSYCHOTHERAPIE – SCHLÜSSEL ZUR SEELE

Als AngstpatientIn wird man Ihnen als Begleitmaßnahme zu Medikamenten meist irgendeine Form »psychotherapeutischer Begleitung« empfehlen. Abgesehen von der klinischen, d.h. seriösen Psychotherapie gibt es eine Flut zum Teil abenteuerlicher Methoden der Bewusstseinsfindung, welche von diversen »LehrerInnen« und BeraterInnen in einem esoterisch geprägten Umfeld angeboten und oft mit oberflächlichen psychologischen Effekten kombiniert werden. Von gewissen Sekten geht dabei eine ernst zu nehmende Gefahr aus (⇨ Schimpfwort Esoterik, S. 168).

Psychotherapie besteht aber auch nicht in jenem fragwürdigen Geltungsstreben, das manche TherapeutInnen nur schwer ablegen können. Sie halten sich für unersetzlich und präsentieren ihre Methode als die allein selig machende. Gute Therapie bedeutet Wertschätzung und aufrichtige Wahrnehmung der Persönlichkeit der KlientInnen – ohne fachliche Autorität oder persönliche Überlegenheit hervor zu kehren. Bleiben Sie niemals bei einem Therapeuten oder einer Therapeutin, die Ihnen absolut nicht zusagen. Sobald Sie sich allein gelassen oder unmündig behandelt fühlen, ziehen Sie die Konsequenzen. (Ich empfehle hier die Bachblüte Centaury, um den eigenen Willen zu stärken.)

Der Begriff Psychotherapie

Von Laien wird Psychotherapie meist gleichgesetzt mit der klassischen Psychoanalyse Freuds, bei der ein wortkarger, eifrig auf seinen Block kritzelnder Therapeut (manche sollen darüber auch eingenickt sein) dem Patienten »auf der Couch« sein geschultes Ohr leiht. Diese Form des therapeutischen Gesprächs findet in der Praxis nur begrenzte Anwendung. AngstpatientInnen würden über dieser Art der Ursachenforschung ergrauen.

Als gut geeignet haben sich verschiedene Formen der Gesprächs-Psychotherapie (sog. klientenzentrierte Psychotherapie) erwiesen, bei denen das Fühlen und Handeln der KlientInnen im Mittelpunkt steht. Im angeleiteten Gespräch wird versucht, zusammen mit dem Therapeuten oder der Therapeutin Lösungsstrategien für konkrete Probleme zu erarbeiten, wobei diese beratend, nicht aber belehrend wirken sollen. Eine solche Gesprächstherapie kann in Einzel- oder Gruppensitzungen abgehalten werden. Manche PatientInnen ziehen Ersteres vor, während es anderen hilft, ihre Erfahrungen mit LeidensgenossInnen zu teilen.

Methoden und Kritik

Sich auf dem weiten Feld der Psychotherapie zurecht zu finden, ist nicht leicht. Die anerkannten Therapieformen, für die es Kassenzuschüsse gibt, finden Sie in guten Therapie-Führern erläutert (⇨ Literaturangaben). Die meisten Psychotherapie-Vereinigungen unterhalten überdies einen Info-Service (⇨ Adressen im Anhang).

Viele psychotherapeutische Verfahren müssen immer wieder vernichtende Urteile hinnehmen, was ihr Kosten-Nutzen-Verhältnis angeht. Zu den häufigsten Kritikpunkten zählt dabei eine überhöhte Therapiedauer. Nach ca. 50 Therapiestunden, so der Berner Psychologieprofessor Klaus Grawe in einem Interview mit dem österreichischen Nachrichtenmagazin *News*, sei kein Ansteigen des therapeutischen Erfolges mehr zu verzeichnen. Falls ein Klient nach durchschnittlich 50 Einheiten nicht gelernt habe, sein Problem selbstverantwortlich anzugehen, seien ernstliche Zweifel an der Sinnhaftigkeit der gewählten Methode angebracht, vom Kostenfaktor einmal abgesehen.[2]

Von Analytikern freudscher Schule werden derartige »Schnellverfahren« kategorisch abgelehnt. (Klassische Psychoanalysen nehmen bis zu 600! Stunden in Anspruch.) Dem muss man entgegen halten, dass bei »leichteren neurotischen Störungen« wie der Angsterkrankung eine Dauertherapie mit dem Ziel, die hintersten Winkel der Seele auszuleuchten, kaum im Sinne der Sache sein dürfte – es sei denn, die PatientInnen verlangen danach.

Fazit: Psychotherapie grundsätzlich ja. Wenn ein entsprechender Leidensdruck besteht und ein/e AngstpatientIn vermutet, bestimmte Probleme (z.B. eine seelisch belastende Kindheit) würden einen sinnvollen Umgang mit der Angst verhindern. Viele Betroffene sind sich ihrer Schwierigkeiten aber durchaus bewusst und können diese nach einigen konstruktiven Gesprächen mit einer fachlich gebildeten Person selbst zur Zufriedenheit lösen. Ziel jeder Psychotherapie muss das Hinführen zur Selbständigkeit sein. Keinesfalls dürfen neue Abhängigkeiten (»Ich könnte ohne die Therapie nicht mehr leben«) geschaffen werden.

---

[2] vgl.: »Reif für die Couch«, in: *News* 40/1994, S. 167-172

Adressen von Organisationen, die Auskünfte über Therapieformen, Bedingungen einer Kostenübernahme durch die Kassen etc. erteilen, finden Sie im Anhang.

VERHALTENSTHERAPIE

Jede Therapie erfordert einen Lernprozess. Erfolgreiche Psychotherapie setzt ein Mindestmaß an Selbstverständnis und Einsichtsfähigkeit der KlientInnen voraus. Die Verhaltenstherapie stützt sich dabei auf den Prozess des Um- und Neulernens.

Ein berühmter Vierbeiner

Die meist als »Systematische Desensibilisierung« bezeichneten Übungsverfahren der Verhaltenstherapie beruhen auf den Erkenntnissen des russischen Forschers Iwan P. Pawlow. Im Tierexperiment untersuchte er den Zusammenhang zwischen unbedingten und bedingten Reflexen. Ein Hund etwa beginnt beim Anblick seiner Futterschüssel zu speicheln (unbedingter Reflex). Wenn man nun die Futtergaben regelmäßig mit einem Glockenton kombiniert, wird dem Hund binnen kurzer Zeit schon bei diesem Signal das Wasser im Maul zusammenlaufen – auch ohne den Anblick von Futter. Er hat gelernt, auf eine bestimmte Weise zu reagieren (bedingter Reflex).

Pawlow ging nun davon aus, dass menschliche Verhaltensweisen genauso erlernt sind und man sie daher auch wieder »verlernen« kann. (Lässt man das Glockenzeichen für längere Zeit weg, reagiert der Hund nicht mehr darauf.) Ein/e AngstpatientIn hat demnach in einer Angstsituation etwas gelernt. Er oder sie ist überzeugt, dass bei ähnlichen Gelegenheiten wieder Angst auftreten wird – was auch tatsächlich geschieht. Würde man jedoch angstbesetzten Situationen nicht ausweichen und darin verharren bis die Angst nachlässt, würde auch die Panik verschwinden. Das klingt plausibel, und die Verhaltenstherapie hat auch rasche Erfolge bei Ängsten vorzuweisen. »Rückfälle« sind aber häufig und werden dann umso vernichtender erlebt. Wie kommt das?

Wenn Angst nicht akzeptiert wird

Bei der systematischen Desensibilisierung stellen TherapeutIn und KlientIn eine Liste angstbesetzter Situationen zusammen – von leicht bis extrem schwierig. Die Betroffenen beginnen dann, sich nach und nach diesen Situationen auszusetzen; anfangs nur in Gedanken, später begibt man sich in therapeutischer Begleitung zum ersten Mal wieder an Orte, wo Angst und Panik intensiv erlebt wurden (sogenannte Exposition in vivo). Der nächste Schritt ist der Alleingang. Jede Situation dieser Angsthierarchie soll so lange geübt werden, bis keine nennenswerte Angst mehr auftritt. Möglich ist auch ein sogenanntes »flooding« (Reizüberflutung), wobei sofort mit der schlimmsten Situation begonnen wird. Am Schluss steht die »Heilung« bzw. sollte sie stehen. Doch das ist längst nicht immer der Fall.

Dr. Weekes berichtet in ihrem eingangs erwähnten Buch (⇨ Literaturangaben) von einem Angstpatienten, der mit Hilfe der Verhaltenstherapie seine Platzangst verlor. Nachdem er von einem Auslandsurlaub zurückgekehrt war, begab er sich in jenes Geldinstitut um die Ecke, wo er seinerzeit den ersten Angstanfall erlebt hatte. Während er sich am Schalter anstellte, kam die Erinnerung und die Panik schlug erneut mit voller Wucht zu. Der Mann glaubte sich am Ende seiner Kraft und suchte völlig verzweifelt Dr. Weekes auf. Sie erklärte ihm das Akzeptieren und er heilte sich selbst.

Was also stimmt nicht mit dem Pawlow-Hund? Nun, im Grunde gar nichts, aber er ist eben ein Hund und kein Mensch. Wir können vergangene Ereignisse nachempfinden und uns beliebig oft daran erinnern. Unserem Mann in der Bank wurde ein solcher

Rückblick zum Verhängnis. Denn natürlich können wir umlernen, aber unser Körper vergisst nicht so schnell. Es ist, als würde ein Lichtschalter betätigt: das Licht geht an, solange Strom durch die Leitungen fließt. Bei AngstpatientInnen sind es die Ströme der Erinnerung.

VerhaltenstherapeutInnen deuten solche Rückschläge oft als Scheitern. Sie verstehen nicht, dass die körperliche Erholung mit dem geistigen Umdenkprozess kaum Schritt halten kann. Dazwischen liegt der Vorgang des Akzeptierens von Rückschlägen, die etwas völlig Normales sind. Dr. Weekes klärte ihren Patienten darüber auf, und dieser war nun bereit, seine Heilung »geschehen« zu lassen, auch wenn sie ihre Zeit brauchen würde. Das Akzeptieren ist im Grunde eine umfassende Verhaltenstherapie, mit dem Unterschied, dass die PatientInnen den Vorgang nach ihren eigenen Regeln gestalten dürfen. Sie haben den Vorteil, sich frei zu fühlen. Einzig das Akzeptieren ist von Bedeutung, weil damit jede noch so große Panik durchgestanden werden kann. TherapeutInnen, die sich dagegen aussprechen, haben nicht verstanden, was Akzeptieren bedeutet.

Ist Verhaltenstherapie also überflüssig? Keineswegs. Die Übungen eignen sich gut als erste Hilfe, wenn die Angsterkrankung gerade ausgebrochen ist. Auf die Frage nach verhaltenstherapeutischen Übungen bekam ich von einer Psychotherapeutin zur Antwort: »Was hilft es Ihnen denn, wenn Sie an der Ecke einkaufen können, aber nicht wissen, woher Ihre Angst kommt?« Nun, mir hätte es damals sehr geholfen.

VerhaltenstherapeutInnen sind auch als einzige bereit, AngstpatientInnen bei ihren »Ausflügen« zu begleiten, falls diese niemand anderen haben.

Die Praxis

Verhaltenstherapie kommt bei verschiedensten Ängsten zum Einsatz. Bei Agoraphobie bildet das Üben »in vivo«, also am

Ort des Geschehens, den Kern des Therapieprogramms. Da aber viele AngstpatientInnen erst Jahre nach Ausbruch der Krankheit Hilfe suchen, hat sich ihre Erschöpfung so verfestigt, dass es unmöglich wäre, sich im Gleichschritt mit dem Übungsprogramm auch körperlich zu erholen. Die Besserung kann also sehr schleppend und mühsam verlaufen, was aber nie entmutigen darf.

Der Selbsthilfeweg

Von der englischen Universität Oxford liegt ein Programm zum selbständigen Üben für AngstpatientInnen in deutscher Bearbeitung vor: *Agoraphobie* von Mathews u.a. (⇨ Literaturangaben). Es besteht aus einem Manual (Anleitungsbuch) für Betroffene und Angehörige mit allen notwendigen Erklärungen, sowie einem zweiten Teil, der sich an TherapeutInnen und ÄrztInnen richtet. Es gibt auch viele andere gute Bücher, deren Nutzen Sie selbst prüfen können.

Tun Sie, so viel Ihnen möglich und richtig erscheint, das Wichtigste aber: vergessen Sie nie das Akzeptieren, sonst wird der Erfolg nicht von Dauer sein.

Nicht immer alles psychisch

Normalerweise werden bei der Untersuchung von AngstpatientInnen ohnehin alle Hebel in Bewegung gesetzt, um organische Ursachen auszuschließen. Dennoch scheint es, als würde das Pendel zuweilen in die Gegenrichtung ausschlagen und Angstsymptome vorschnell als »psychisch bedingt« abgetan. Es gibt in der Tat Erkrankungen, die geeignet sind, hartnäckige Angstgefühle zu erzeugen. Sie seien hier der Vollständigkeit halber kurz erwähnt.

Phäochromozytom und andere Tumoren

Dieser Tumor der Nebennierenrinde kann ein Auslöser somatopsychischer (organisch bedingter) Angst sein, da er große Mengen Epinephrin (Adrenalin) ausscheidet. Neben Herzklopfen, hämmernden Kopfschmerzen, starker Übelkeit und Zittern, sind Angstgefühle ein wichtiges Leitsymptom dieser sehr seltenen Erkrankung. Oft fürchten sich AngstpatientInnen auch vor einem Gehirntumor, besonders wenn sie an Migräne, Ohrgeräuschen und Sehstörungen leiden. Tumoren sind jedoch eindeutig zu diagnostizieren, so dass sich die Sorge von AngstpatientInnen als unbegründet herausstellt.

Hyperthyreose und andere Schilddrüsenstörungen

Die Bedeutung einer gesunden Schilddrüse für das seelische Wohlbefinden wird meist unterschätzt. Sie arbeitet eng mit der Hirnanhangdrüse (Hypophyse), unserer Steuerzentrale des gesamten Hormonstoffwechsels zusammen.

Eine leichte Schilddrüsen-Überfunktion (Hyperthyreose) äußert sich bei Frauen oft durch Zyklusstörungen (⇨ PMS, S. 76). Falls Sie häufig unter Brustschmerzen und -spannen (Mastodynie), Schlafstörungen und Herzbeklemmung leiden und viel schwitzen, lassen Sie unbedingt Ihre Schilddrüsenwerte prüfen. Es könnte sich um eine sog. diskrete Hyperthyreose handeln.

Schilddrüsen-Störungen sind im Zunehmen und sie können durchaus gepaart mit Panikattacken auftreten. Die erzwungene Jodaufnahme durch Speisesalzjodierung und aus Fertigspeisen stellt heute ein unterschätztes Risiko dar. Der früher verbreitete Jodmangelkropf ist häufigen Schilddrüsenentzündungen gewichen. Frauen, die mit der Pille verhüten, leiden oft an einer chronischen Unterfunktion der Schilddrüse (Hypothyreose). Auch sie bringt den ganzen Stoffwechsel durcheinander und kann Angstsymptome mitverursachen.

Eine homöopathische Substanz, die das vegetative Nervensystem beruhigen, und Herz und Schilddrüse wieder ins Gleichgewicht bringen kann, ist *Lycopus virginicus* bzw. *europaeus* (Virginischer Wolfsfuß/Wolfstrapp) in potenzierter Form. Zusammen mit Coffea (Kaffeebohne) und *Veratrum album* (Weiße Nieswurz) ist diese Pflanze auch in vielen homöopathischen Komplexmitteln gegen Angst und nervöse Unruhe enthalten (⇨ Homöopathie, S. 107). Eine Tinktur aus Brennnesselsamen kann die Schilddrüse bei Unterfunktion stimulieren. Meist wird jedoch (vor allem in der Schwangerschaft) zumindest zeitweise der Ersatz von Schilddrüsenhormonen nötig sein. Wenden Sie sich in diesen Fällen bitte immer an den Arzt oder die Ärztin Ihres Vertrauens. Da fast alle Schilddrüsenfehlfunktionen zugleich mit einer Disharmonie des Immunsystems einhergehen, könnte auch die Einnahme von Padma 28 hilfreich sein (⇨ Tibetische Medizin, S. 119).

Hinweis:

Wirksame homöopathische Komplexe bei Schilddrüsenstörungen sind u.a. »Cefaglandol«, »Cefavale«, »Hewetyreon« oder »Mutellon«. Ihre Anwendung sollte nicht ohne ärztliche Rücksprache erfolgen.
Komplexe mit Lycopus, die eigens für »nervöse Störungen« zusammengestellt und zum Laiengebrauch vorgesehen sind, können Sie ohne weiteres versuchen.

Roemheld-Syndrom (Gastrokardialer/ Gastrointestinaler Symptomenkomplex)

Viele PatientInnen konsultieren den Arzt wegen »Herzschmerzen« gepaart mit Übelkeit, Magendrücken und Völlegefühl. Meist liegt kein organisches Herzleiden vor und schon Pfarrer Kneipp erkannte, dass jede Überlastung des Magen-Darm-Kanals zu massiven Herzschmerzen führen kann. Richter/Beckmann berichten in Ihrem Buch *Herzneurose* (⇨ Literaturangaben) über Patienten, deren Atemnot und Druckgefühle am Herzen auf einen irritierten Verdauungstrakt zurück zu führen waren. Manchmal ist der Grund auch ein Zwerchfellbruch. Auch Blähungen durch nervöses Luftschlucken kommen häufig vor. Nicht umsonst sagen wir: »Es schlägt mir auf den Magen« oder »Mir ist schlecht vor Angst«. Selbst entzündliche Prozesse im Darm, wie Morbus Crohn oder Colitis ulcerosa, können mit Angst gepaart sein, wobei körperliche und seelische Ursachen sich oft gegenseitig verstärken.

Wirbelsäulenschäden – Sternale-Syndrom

Fehlstellungen der Hals- und Brustwirbelsäule wirken immer auch auf Nervenfasern ein und stehen oft mit funktionellen Herzbeschwerden in Zusammenhang. Die Folge sind Beklemmungsgefühle und Angst (⇨ Nervöser Schwindel und Übelkeit, S. 70). Eine Korrektur dieses Wirbelsäulenabschnitts wird das Angstproblem nicht automatisch lösen, aber einige Erleichterung bringen.

Vasoregulative Asthenie?

Von eifrigen Theoretikern werden AngstpatientInnen neben der Formulierung »Vegetative Dystonie« auch mit Wortschöpfungen wie »Vasoregulative Asthenie« usw. bedacht. Die Diagnose orientiert sich an körperlichen Symptomen wie Müdigkeit, Schwäche, Herzklopfen und Atemnot. Bei AngstpatientInnen sind diese Erscheinungen aber meist nur die Folge ihres übertriebenen Schonverhaltens.

Der US-amerikanische Autor und Arzt Dr. Douglas Hunt verweist in seinem Buch *Angstfrei leben* (⇨ Literaturangaben) auf das Zustandsbild der »Vagovasalen Synkope«, wo bestimmte Traumata (starker Schmerz, Gefühlsschocks etc.) zu einem akuten Blutdruckabfall bis hin zur Ohnmacht führen. Dieser Extemfall kommt bei AngstpatientInnen aber nicht öfter vor als bei »normalen« Menschen.

Serotoninirritationssyndrom

Der Nervenüberträgerstoff Serotonin wird im Gehirn offenbar auch durch positiv geladene (= ionisierte) Luftströmungen erhöht. Bei Tieren rufen positive Luftionen gesteigerte Ängstlichkeit und ein Ansteigen der Serotoninwerte hervor. Wetterveränderungen – besonders Föhn-Winde – laden die Luft positiv auf; dasselbe geschieht in der Umgebung von elektrischen Geräten (Computer, Mikrowelle etc.) und Hochspannungsleitungen. Empfindliche Personen reagieren mit Übelkeit, Kopfschmerzen, Nervosität und anderen »psychischen« Beschwerden. Regelrechtes »Angstwetter« ist real nachweisbar. Diese Erscheinungen sind ein Erbe unserer Vorfahren, die instinktiv auf Wetterumschwünge reagieren mussten um zu überleben (⇨ Wetterfühligkeit, S. 66).

Maskierte Epilepsie

Epileptische Anfälle werden in Gehirnregionen ausgelöst, die nahe den Gefühlszentren zu finden sind. In der Schläfenregion liegt die sogenannte Amygdala, deren Stimulation bei Tieren Angst erzeugt. Man kann zwar nicht unbedingt von einer Verbindung zwischen Epilepsie und Angststörung ausgehen, da nicht jede/r EpileptikerIn chronische Ängste entwickelt, es könnte jedoch sein, dass AngstpatientInnen ähnliche Fehlfunktionen in den genannten Gehirnregionen erleiden – aus welchen Gründen auch immer.

Zerebrale Allergien

Die Vermutung einiger Wissenschaftler, auch Gehirn und Nervensystem könnten »allergisch« reagieren, ist sehr umstritten. Doch weisen schon Untersuchungen der 20er Jahre darauf hin, dass etwa unter EpileptikerInnen nicht wenige eigentlich eine zerebrale Allergie haben. Ähnliches gilt im Falle von »Geisteskrankheiten«. Auffallend häufig konnten bestimmte Nahrungsmittel und chemische Stoffe als Übeltäter identifiziert werden (⇨ Risiko Allergie, S. 145).

Bestehen Sie als AngstpatientIn immer auf einer gründlichen körperlichen Untersuchung. Verfallen Sie andererseits nicht ins Extrem und glauben Sie Ihrem Arzt/Ihrer Ärztin, wenn er oder sie Ihnen physische Gesundheit bescheinigt. Ich lernte z.B. eine Frau mit Angststörungen kennen, die darauf bestanden hatte, von sich ein EEG (Hirnstrombild) anfertigen zu lassen, das auch prompt Abweichungen zeigte. Der Arzt hielt diese für harmlos, der Patientin jedoch bescherten sie zusätzliche Panikgefühle.

KAPITEL 3
Erscheinungsbilder der Angst und ihre naturgemäße Behandlung

AGORAPHOBIE

Man hat die Agoraphobie als »Katastrophensyndrom« bezeichnet. Wer an ihr leidet, wird das gerne bestätigen. Sie ist eine Katastrophe – für die Betroffenen und alle Menschen, die ihnen nahestehen.

Wer es nicht selbst erlebt hat, kann nicht nachfühlen, was es bedeutet, von einem Tag auf den anderen das Haus nicht mehr verlassen, nicht mehr alleine einkaufen oder in einen Bus steigen zu können – schlimmstenfalls seine Arbeit aufgeben zu müssen. Agoraphobiker leben wie Gefangene. Vielen ist es auch nicht mehr möglich, zu Hause allein zu bleiben. Immer und überall sind sie auf einen Menschen angewiesen, der sie »beschützt«. Und sie verhalten sich nur aus einem einzigen Grund so: sie haben nackte Todesangst.

Die Krankheit Angst beginnt bei jedem Menschen anders. Der eine gerät nach einem schockierenden Erlebnis völlig aus der Fassung, eine andere hatte schon monatelang »Herzbeschwerden« und glaubt nun, einen Infarkt zu erleiden. Einen Dritten trifft es völlig unvorbereitet auf der Autobahn, so dass er oder sie sich außer Stande sieht, auch nur einen Meter weiter zu fahren und in Panik den Rettungshubschrauber alarmiert. All das ist schon vorgekommen.

Was man in dieser Extremsituation fühlt, muss also alles andere als angenehm sein. Diese Angst ist Realität und die Betroffenen glauben, sie würden die nächsten Minuten nicht lebend überstehen. Dennoch ist der ganze Spuk in höchstens ein paar Stunden vorbei – bis zum nächsten Mal.

Die meisten AngstpatientInnen schränken nach einem solchen Erlebnis ihre Aktivitäten drastisch ein und haben jede Ausrede parat, um dieses oder jenes nicht tun zu müssen. Mit jedem Mal steigert sich die Angst vor dem nächsten »Anfall«. Bis sie das Haus überhaupt nicht mehr verlassen, um nicht unvorbereitet und schutzlos ihrer Panik ausgeliefert zu sein. Was darauf folgt, kennt jede/r Betroffene zur Genüge.

Eine alte Krankheit

Der Ausdruck Agoraphobie bedeutet »Angst vor dem Marktplatz«, also die Angst mancher Personen, große freie Flächen zu überqueren oder sich öffentlich zu zeigen. Schon den Ärzten im antiken Griechenland war dieses Phänomen bekannt. Sigmund Freud, Begründer der Psychoanalyse, initiierte die Spontanheilung einer Patientin mit »Angstneurose« – indem er sie einfach gesunde Menschen vom Balkon aus beobachten ließ. Freud selbst litt an einer Eisenbahnphobie, die er mit Reizüberflutung bekämpfte. Er zwang sich, genau das zu tun, wovor er panische Angst hatte. Gestorben ist er nicht daran, soviel wissen wir (er starb an Krebs). Wir wissen inzwischen auch, dass ein fehlgeleiteter Sexualtrieb nicht für alles verantwortlich zeichnet – da müssen wir schon genauer hinsehen.

Agoraphobie = Panikstörung?

Das Symptombild der Panikstörung wurde in den vergangenen 20 Jahren kreiert. Im Grunde ist aber auch diese »Störung«, wie die Agoraphobie, nur eine Spielart der Krankheit Angst. Was aus der Sache wird, hängt sehr davon ab, wie eine Betroffene/r mit dem ersten Angstanfall umgeht. Während der eine sich der Panik völlig unterwirft, treten andere die Flucht nach vorne an. Jene, die letzterem »Angsttypus« zugeordnet werden, vermeiden meist eine lange Angstkarriere, weil sie sich oft durch Desensibilisierung selbst heilen (⇨ Verhaltenstherapie, S.44). Dafür laufen sie Gefahr, nie hinter die Mechanismen ihrer Angst zu kommen und »rückfällig« zu werden. Der Rest darf sich auf einen therapeutischen Marathon gefasst machen.

Bei manchen PatientInnen hören die Panikanfälle nach dem »Rückzug ins Haus« auf, so als übten sie eine Schutzfunktion aus. Die Agoraphobie kann manchmal eine Weigerung dokumentieren, weiter zu »funktionieren«. Das geschieht nicht bewusst, doch hat diese Weigerung immer ihre Gründe. Eine solche Schonsituation kann jedoch nicht von Dauer sein. AngstpatientInnen müssen begreifen, dass wichtige Veränderungen in ihrem Leben anstehen.

Die meisten Agoraphobiker sind übrigens nach wie vor Frauen. Das sollte die Frage aufwerfen, wie weit gerade das »schwache« Geschlecht immer noch Bedingungen vorfindet, die es zum Rückzug aus einer männlich dominierten Ellbogengesellschaft veranlassen.

DEPERSONALISATION

Eines der am schwersten zu ertragenden Symptome für ein Angstopfer ist zweifellos das absonderliche Gefühl, während einer Panikattacke gar nicht richtig »da« zu sein. Oft hält dieser Zustand auch zwischen den Panikanfällen an. Das als Depersonalisation bezeichnete Phänomen wird heute glücklicherweise nicht mehr automatisch als Anzeichen einer Geisteskrankheit gewertet.

Dieses entsetzliche Gefühl der Unwirklichkeit

Viele AngstpatientInnen berichten von einer seltsamen Leere im Kopf, so als hätte sich der Verstand in den hintersten Winkel des Gehirns zurückgezogen. Meist ist das nur die natürliche Folge geistig-seelischer Erschöpfung. Mir selbst schien es oft, als hätte mein Körper keine Begrenzung mehr nach außen. Ich lief wie auf Watte und doch schienen meine Füße bei jedem Schritt am Boden fest zu kleben. Zeitweise fühlte ich mich wie durch eine Glaswand von der übrigen Welt getrennt. Die meisten AngstpatientInnen berichten über ähnliche Erfahrungen. Dennoch sollten Sie sich immer bewusst machen: es ist nur ein Gefühl und geht vorbei; spätestens dann, wenn Sie den Mut aufbringen, die unangenehme Realität einfach »sein« zu lassen (⇨ Akzeptieren, S.94).

Claire Weekes berichtete von einer Patientin, die erfolglos in unzähligen Therapiestunden versucht hatte, eine Erklärung für Ihre Depersonalisationsgefühle zu finden. Ihr Therapeut gab zu, er könne das Problem nicht verstehen. Sie heilte sich schließlich selbst, indem sie ihren Gefühlszustand einfach akzeptierte und nicht mehr weiter darauf achtete. Manchmal ist es eben am besten, sein zu lassen, was ist.

Ernährungstherapie

Oft spielt bei der Depersonalisation auch Vitalstoffmangel eine Rolle. Das Fehlen von B-Vitaminen, besonders B1, kann Kopfdruck, Schwindel und ein Gefühl der Unwirklichkeit hervorrufen. Die Symptome einer Hypoglykämie (⇨ Blutunterzuckerung, S.68) können ähnlichen Charakter haben. Ebenso erzeugt chronische Fehlatmung Gefühle von »Abgehoben-Sein« und Panik (⇨ Nervöses Atmungssyndrom, S.57). Wichtig ist in jedem Fall, sich darüber klar zu werden, dass Depersonalisationsgefühle nicht »verrückt« machen, auch wenn sie äußerst schwer zu ertragen sind.

Am Rande bemerkt

Gerade bei HerzneurotikerInnen (⇨ Herzneurose, S.60) konzentrieren sich »sonderbare« Empfindungen oft weniger im Kopf als vielmehr auf den Bereich des linken Brustkorbs. Aura-Soma-Therapeuten sagen, dass hier eine »ätherische Spalte« existiert, durch welche die »wahre Aura« (die Seele) bei Schock oder traumatischen Panikgefühlen den Körper verlassen möchte. Die Aura-Soma-Flasche Nr. 26 (Orange über Orange) hilft dabei, die Aura wieder »in Position zu bringen« (⇨ Aura-Soma und Farbtherapien, S.136). Auch wenn diese Methode für die Schulmedizin reiner Hokuspokus ist, sollten AngstpatientInnen sie trotzdem in Erwägung ziehen. Auch die Blütenmittel Clematis und Cherry Plum helfen dabei, in die Realität zurückzufinden (⇨ Bachblüten, S.130).

NERVÖSES ATMUNGSSYNDROM/HYPERVENTILATION

Die meisten Menschen atmen zu flach. Eine gute Körperhaltung bewirkt freieres, tiefes Atmen und umgekehrt. Die Menge an Energie, welche wir zur Verfügung haben, steht in direkter Beziehung zu unserer Atmung.

Das Prinzip des Lebens

Lebenskraft (im Chinesischen »Qi«) strömt mit jedem Atemzug in alle Zellen des Körpers. Wer vorwiegend eine flache Brustatmung pflegt, verfügt nur über ein dauerhaft niedriges Energieniveau. Viele Menschen reagieren auf Stress mit einer Form nervöser Überatmung, Hyperventilation genannt. Hyperventilation (»hyper« = über) bedeutet, es erfolgen mehr bzw. tiefere Atemzüge als der Körper braucht, um das Blut mit Sauerstoff zu versorgen. Gleichzeitig sinken Kohlenhydratgehalt und Kalziumwerte des Blutes unter eine kritische Grenze.

Die Symptome einer solchen Fehlatmung (Schwindel, Übelkeit, Erstickungsgefühle) sind ziemlich erschreckend und oft ein Auslöser für Panikattacken. Muskelkrämpfe in den Extremitäten und im Brustbereich täuschen »Herzschmerzen« vor. Sogar Halluzinationen können auftreten und fallweise kommt es zur Ohnmacht als letzte natürliche Maßnahme des Körpers, um diesen Zustand einer Blut-Alkalose zu beenden. Wird keine Erklärung der Ursachen gegeben, bleibt bei den Betroffenen oft eine chronische Angst vor neuerlichen »Anfällen« bestehen.

Hyperventilation wird selten erkannt

Medizinische Berichte über die Hyperventilation reichen bis ins 16. Jahrhundert zurück. Dennoch erkennen die meisten ÄrztInnen noch immer nicht ihre Bedeutung in Zusammenhang mit Angststörungen und Agoraphobie. In 99 Prozent der Fälle bestehen keine organischen Ursachen. Vereinzelt finden sich PatientInnen mit einem Mitralklappenprolaps (⇨ Mitralklappenprolaps-Syndrom, S.64), doch auch hier ist die Hyperventilation eine Folge von Fehlatmung und körperlicher Inaktivität. Auch Fallängste vor dem Einschlafen und das Aufschrecken aus dem Schlaf durch Erstickungsgefühle können von einer falschen Atemtechnik herrühren.

Selbsthilfe

Die beste Hilfe im Akutfall ist das Ein- und Ausatmen in einen kleinen Papiersack (kein Plastik!). Man hält ihn über Mund

und Nase um so das ausgeatmete Kohlendioxid wieder aufzunehmen. Sie können diese »Papiertütenatmung« bei jedem Angstanfall ausprobieren. Hilft es innerhalb von 5 Minuten, dann ist Hyperventilation eine gewichtige Ursache Ihrer Angst. Der kleine Papiersack gehört ins »Notfallgepäck« aller AgoraphobikerInnen, die den Gang nach draußen wagen. An einem ruhigen Ort oder auf einer Toilette können Sie sich durch diese Atemkontrolle gut beruhigen.

Bei extremer Panik und Erstickungsgefühlen raten HomöopathInnen zu einer Gabe des Mittels Lachesis D30, sowie in den folgenden Tagen zu 3 mal täglich einer Gabe von Ignatia D12 (⇨ Homöopathie, S.107). Auch die bachschen Notfalltropfen (Rescue Remedy) sind richtig, die sollten Sie immer bei sich haben (⇨ Bachblüten, S.132). Zusätzlich hilft es, den Meridianpunkt »Tiantu« in der Mulde am Hals über der Schlüsselbeinmitte zu akupressieren (⇨ Akupressur, S.117). Auf Dauer müssen Sie sich aber darum bemühen, Ihre falsche Atemtechnik zu korrigieren.

Die Atmung ändern

Ich selbst halte nichts von langweiligen oder komplizierten Atemübungen, wie sie in vielen Büchern beschrieben und in diversen Kursen angeboten werden. Einfacher und ebenso effektiv ist es, bei entspannender Musik seinen Atem zu beobachten – vorerst ohne Falsch- und Richtig-Überlegungen. Die meisten AngstpatientInnen werden bemerken, dass sie den Brustkorb zu stark heben und senken, während der Bauch bewegungslos bleibt. Das gilt es zu ändern.

Legen Sie dazu Ihre Hände flach auf den Bauch und lassen Sie die Bauchdecke beim Ausatmen bewusst einsinken, beim Einatmen dagegen sollte sie sich heben. Atmen Sie zwanglos und unverkrampft. Halten Sie den Atem nicht an. Er soll ohne Ihr Zutun fließen. Im Yoga sagt man: »Es atmet mich«, denn Atmen ist ein passiver Vorgang.

Beobachten Sie nun genauer: mehr als 10 Atemzüge pro Minute sprechen dafür, dass Sie hyperventilieren. Wann immer Sie daher ein paar Minuten Zeit finden, achten Sie darauf, länger aus- als einzuatmen. Beim Einatmen sollten Sie etwa bis 4, beim Ausatmen bis 6 zählen können. Selbst wenige Minuten dieser täglichen Achtsamkeit bringen auf Dauer Erfolg, denn oft Geübtes wird zur Gewohnheit.

Ausgezeichnet wirksam gegen Hyperventilation sind die im Abschnitt »Atmen – Entspannen – Bewegen« erwähnten asiatischen Techniken. Viele Betroffene können gar nicht fassen, wie sehr sich ihr Zustand durch einfache Bewegungsübungen und eine Korrektur der Atmung zum Besseren wendet. Leider berücksichtigen nur wenige ÄrztInnen diesen Zusammenhang.

HERZNEUROSE

Seit über hundert Jahren ist in der medizinischen Fachliteratur ein Symptomkomplex beschrieben worden, der, obwohl unterschiedlich benannt, doch immer dasselbe meint: die Herzneurose. Dieses Beschwerdebild ist gekennzeichnet durch eine übertriebene Besorgnis um die Herztätigkeit bei Fehlen jeder organischen Ursache. Es steht eindeutig in Zusammenhang mit massiver Angst. Am anschaulichsten wurde die Herzneurose von H. E. Richter und D. Beckmann in ihrem gleichnamigen medizinischen Fachbuch (⇨ Literaturangaben) dargelegt. Es richtet sich zwar an MedizinerInnen, bietet aber auch für Laien wertvolle Einblicke in die Mechanismen dieser häufigen Form der Angststörung.

Betrachtet man HerzneurotikerInnen näher, so bieten sie genau dasselbe Bild wie alle AngstpatientInnen, um die es in diesem Buch geht. Sie gehören einfach zu jenen Menschen, die durch nervöse Erschöpfung in einen Zustand geraten sind, der sie in panische Angst vor an sich normalen körperlichen Stressreaktionen versetzt.

Ein typisches Angstmuster

PatientInnen mit Herzneurose nennen eine Vielzahl von Beschwerden: Herzklopfen und -stolpern, Schmerzen und »sonderbare« Gefühle in der Herzgegend, Atemnot, Schwindel und Schwäche, Kopfschmerzen bzw. Migräne, sowie Anfälle extremer Panik und Todesangst, wenn sie meinen, ihr Herz höre gleich auf zu schlagen.

Selbst MedizinerInnen, die dieses Schicksal erleiden (die gibt es tatsächlich!) können sich dann der Überzeugung herzkrank zu sein, nur schwer entziehen.

Ich halte es im Übrigen für denkbar, dass das Erscheinungsbild der Angsterkrankung auch durch Werbung und ärztliche »Aufklärung« der Öffentlichkeit beeinflusst wird. Zu einer Zeit, da Herz-Kreislauf-Krankheiten in aller Munde sind und ihre Symptome in jeder Illustrierten eindrücklich geschildert werden, verwundert es nicht, wenn ein/e AngstpatientIn angeblich Herzschmerzen an sich feststellt. Das Herz gilt seit alters her als Sitz der Gefühle. Kaum ein Angstopfer dagegen berichtet von Schmerzen in der Nieren- oder Lebergegend, obwohl auch ein Versagen dieser Organe absolut tödlich wäre. Eher schon treten Erstickungsängste auf, denn wir wissen alle, dass man ohne zu atmen nicht leben kann. Eine Rolle scheinen überdies Krankheiten oder Todesfälle nahestehender Personen zu spielen, deren Verlauf die Betroffenen irgendwann miterleben mussten.

HerzneurotikerInnen bieten ein ganz typisches Krankheitsverhalten. Sie neigen dazu, sich distanzlos an nahestehende Personen anzuklammern, denen sie gleichsam magische Kräfte zuschreiben und von denen sie sich Schutz und Hilfe gegen den jederzeit drohenden Herzinfarkt erhoffen. Nach ihrem ersten

»Anfall« legen sie ein extremes Schonverhalten an den Tag (»... ich darf mich nicht anstrengen, sonst kommt es wieder«). Zudem haben PatientInnen mit Herzängsten angeblich eine Persönlichkeitsstruktur, die sie als NeurotikerInnen »mit einer Furcht vor der vollständigen Auflösung ihres Selbst« kennzeichnet. Ich denke, sie fürchten sich wie jeder Angstkranke einfach davor »verrückt« zu werden und vor Angst zu sterben.

Therapieverlauf

Da die betroffenen PatientInnen mit ihren anhaltenden Beschwerden und Zweifeln vor allem die allgemeinmedizinische Arztpraxis »belasten«, ist der Verdacht, die ÄrztInnen wollten sich ihrer durch Medikamente rasch entledigen, nicht unbegründet. Therapeutische Gespräche werden zwar empfohlen, die Gabe von Psychopharmaka hat aber fast immer Vorrang.

Fraglich ist, weshalb sogar einige ÄrztInnen die Fakten irgnorieren. So besteht bei Fehlen eines organischen Befundes absolut kein Anlass, HerzneurotikerInnen medikamentös zu behandeln, was trotzdem nicht selten geschieht. Das bestärkt sie jedoch nur in ihrer Vermutung, man verschweige ihnen etwas. Ich selbst machte in jungen Jahren eine Serie herzneurotischer »Anfälle« durch. Nach vielen Untersuchungen, die nichts Verdächtiges ergaben, verschrieb der betreffende Arzt (ein sehr unsicherer und fahriger Zeitgenosse) mir vorsichtshalber ein »stärkendes Herzmittel« (mit Digitalis!). Ich nahm das Rezept in meiner Verzweiflung entgegen, beschloss aber nach Lektüre des Beipackzettels, die Tabletten nicht zu nehmen. Statt dessen besorgte ich mir einige Homöopathika gegen nervöse Herzbeschwerden, die auch Wirkung zeigten.

Daher betone ich noch einmal: das wichtigste und aufbauendste Mittel für HerzneurotikerInnen ist die eindrückliche und wiederholte (!) Versicherung seitens kompetenter ÄrztInnen, dass ihre »Anfälle« dem organisch gesunden Herzen nichts anhaben können. Richter/Beckmann beschreiben selbst den Fall einer Patientin, die nach wenigen Monaten ohne jede Behandlung genas, weil sie ihre Symptome bewusst ignorierte – ich würde sagen: akzeptierte (⇨ Akzeptieren). Ich weiß, das ist anfangs höllisch schwer, doch Sie können selbst vieles zu Ihrer Beruhigung tun.

Selbsthilfe bei Herzneurose

- Regel eins: glauben Sie es, wenn Ihnen organische Gesundheit bescheinigt wird! Die so gefürchteten Herzschläge außer der Reihe (Extrasystolen) kommen auch bei gesunden Menschen vor und sind völlig harmlos. Sie häufen sich dadurch, dass man ihnen Beachtung schenkt (sie sind »erlernbar«).
- Versuchen Sie es bei Anfällen von Herzklopfen und Beklemmungsgefühlen mit den Notfalltropfen von Bach (4 Tropfen in einem Glas Wasser, alle 10 Minuten ein Schluck), die Essenz Vervain kann die innere Spannung abbauen (⇨ Bachblüten, S.130).
- Nehmen Sie im Akutfall alle 10 Minuten 1 Gabe des homöopathischen Mittels Spigelia D6, bis das Herzklopfen nachlässt; dann nehmen Sie im täglichen Wechsel morgens 1 Gabe Spigelia bzw. Aconitum D6 ein, jedoch nur solange, bis Sie eine Besserung spüren. (⇨ Homöopathie, S.107).
- Wenden Sie zur Beruhigung Akupressur an (⇨ TCM und Akupressur, S.114 bzw. S.117).
- Prüfen Sie Ihre Versorgung mit B-Vitaminen (⇨ »Heilfaktor Ernährung«, S.149).
- Starten Sie ein dosiertes Bewegungsprogramm und verrichten Sie wie gewohnt Ihre tägliche Arbeit. Sie brauchen sich in keiner Weise zu schonen!
- Lesen Sie die Kapitel »Das Mitralklappenprolaps-Syndrom«, »Nervöses Atmungssyndrom« und die Ausführungen über Co-Enzym Q10 (⇨ Biologische

Nährstoffergänzungen, S.159).
- Und das Wichtigste: Akzeptieren Sie! (⇨ Akzeptieren, S.94). Haben Sie Geduld und rechnen Sie mit Rückschlägen. Mit ihnen umzugehen, ist Teil der Therapie. Unterliegen Sie keinem »Heilungsstress«. Sie haben (zumindest jetzt) ein Recht auf Ihre Angst und diese kann nicht von heute auf morgen verschwinden!

DAS MITRALKLAPPENPROLAPS-SYNDROM (MPS)

Der Mitralklappenprolaps (= Mitralklappen-Vorfall) ist in westlichen Ländern die am weitesten verbreitete Herzklappenanomalie. Geschätzte fünf bis sieben Prozent der Bevölkerung leben damit ohne es je zu erfahren. Durch eine leichte Ausbuchtung der Segelklappen zwischen linkem Vorhof und linker Kammer des Herzens kann etwas Blut in die falsche Richtung zurückfließen. Im Stethoskop wird dieser Vorgang durch eine leises Brummen oder Klicken hörbar (daher auch der Name »Klick-Syndrom«). Wie bei mir selbst geschehen, wird das Syndrom häufig erst im Rahmen einer Routineuntersuchung des Herzens entdeckt.

Das Mitralklappenprolaps-Syndrom (MPS) tritt interessanterweise bei Frauen jüngeren und mittleren Alters gehäuft auf. Die Veranlagung zu dieser an sich harmlosen Abweichung dürfte erblich sein. Das MPS ist in der üblichen Ausprägung völlig ungefährlich, und meist spüren die TrägerInnen gar nichts davon. Äußere Umstände wie lang anhaltender Stress, Bewegungsmangel oder Nährstoffdefizite können jedoch zum Auslöser von Beschwerden werden. Als erstes Anzeichen zeigen sich dann oft bleierne Müdigkeit, gefolgt von Herzklopfen und -stolpern, Brustschmerzen, Schwindel oder nächtlichen Erstickungsgefühlen, möglicherweise auch Migräne (dies könnte ein Grund sein, weshalb Betablocker hier manchmal wirken). Auffallend ist eine zeitweise auftretende Taubheit in den Extremitäten und der Mundpartie.

Die Verbindung zu Panikattacken und Herzneurosen ist augenfällig. Nach amerikanischen Forschungen leidet ungefähr ein Drittel aller PanikpatientInnen gleichzeitig an einem Mitralklappenprolaps. Solche mit MPS reagieren empfindlich auf Alkohol, viele weisen eine Hefe-Allergie auf. Substanzen wie Koffein, Industriezucker und diverse Medikamente sind – wie bei AngstpatientInnen allgemein – problematisch.

Kein Grund zur Panik

Selbst wenn die Diagnose Mitralklappenprolaps bei Ihnen gestellt werden sollte – ÄrztInnen können damit selten viel anfangen – besteht kein Anlass für neue Panik. Informierte BehandlerInnen wie Dr. Lyn Frederickson (siehe unten) sind sich einig, dass beim MPS die Gabe von Medikamenten wenig bringt. Entscheidend ist ein wohldosiertes Bewegungsprogramm zur Verbesserung der physischen Leistungsfähigkeit. PatientInnen mit MPS müssen ebenso wie HerzneurotikerInnen lernen, unbegründetes Krankheitsverhalten aufzugeben. Oft werden Betablocker oder Antidepressiva verordnet. Der Nutzen dieser Vorgangsweise ist zweifelhaft, denn sie nährt den Glauben an die Gefährlichkeit der Störung. Andererseits ist es völlig unangebracht, PatientInnen mit MPS als »neurotisch« abzutun. Sie bedürfen der umfassenden ärztlichen Aufklärung und psychologischen Unterstützung.

Nährstofftherapie

Hinweise zur Behandlung des MPS mit Nährstoffergänzungen gibt z.B. der amerikanische Mediziner Dr. Hunt: Untersuchte PatientInenen wiesen demnach nur schwache Handdruckreflexe auf. Verabreichte man in solchen Fällen über 8 Wochen eine dem Körpergewicht angepasste Dosis des Co-Enzyms Q10 (siehe S.160) normalisierten sich bei fast allen Patienten die Werte im Handdruck-Reflex-Test. (Placebokontrollierter Blindversuch an 194 Kindern)[3] Auch die Gabe von Magnesium (3 mal täglich 100 mg) in Verbindung mit essentiellen Fettsäuren (Nachtkerzenöl) brachte MPS-Symptome zum Verschwinden (Versuch Gabland, Baker und McLellan 1986).[4]

Der Ayurveda (⇨ Ayurveda, S.111) und die Hildegardmedizin (⇨ Hildegardmedizin, S.124) empfehlen bei Herzbeschwerden gleichermaßen den Galgant (*Rhizoma galanghae*). Alles in allem versprechen beim MPS dieselben Mittel wie auch bei Herzneurosen und Panikattacken Erfolg. Das spricht für einen engen Zusammenhang zwischen diesen Störungen.

Die US-amerikanische Ärztin Dr. Lyn Frederickson hat ihre Erfahrungen in dem nützlichen Ratgeber: *Wenn das Herz nicht klappt* (⇨ Literaturangaben) zusammengefasst. Die Informationen und das empfohlene Bewegungsprogramm sind für jede/n AngstpatientIn eine überaus nützliche Hilfe.

WETTERFÜHLIGKEIT/METEOROPATHIE

Millionen Menschen in Mitteleuropa leiden unter »Wetterstress«. Wetterfühligkeit ist keine Einbildung. Phasen übersteigerten Schönwetters (z.B. Föhn), Wetterumschwünge und Änderungen von Luftdruck und -feuchtigkeit machen nicht nur kranken Personen zu schaffen. Aus ähnlichen Gründen werden viele Menschen bei Vollmond unruhig. In dieser Zeit steigt nämlich der Gehalt positiver Luftionen an. Elektromagnetische

---

[3] Douglas Hunt: *Angstfrei leben*, Hamburg 1990, S. 404
[4] ebendort: S. 405

Wellen, sogenannte »Sferics«, veranlassen die Hirnanhangdrüse (Hypophyse), Serotonin im Überschuss zu produzieren, was die bekannten Wetterbeschwerden wie Migräne, Übelkeit, Schwindel oder Herzklopfen auslöst. Das menschliche Hormonsystem gerät durch atmosphärische Störungen aus dem Gleichgewicht. Wir fühlen uns in »Alarmbereitschaft« – ein Erbe aus grauer Vorzeit.

Gibt es ein Angstwetter?

Diese Frage wird zu bejahen sein. AngstpatientInnen sind aufgrund spezieller Empfindlichkeiten bevorzugte Opfer der Wetterverhältnisse. Manchmal helfen Geräte, die negative Ionen abstrahlen und so wenigstens in der Wohnung ein günstiges Mikroklima schaffen. Größere Zimmerspringbrunnen haben einen ähnlichen Effekt.

Was sonst noch hilft

- Kneipp-Anwendungen kräftigen das Abwehrsystem und helfen dem Körper bei der Anpassung an äußere Reize (⇨ Hydrotherapie – die Heilkraft des Wassers, S.121). Hilft auch bei niedrigem Blutdruck.
- Einen wirksamen Tee gegen Wetterfühligkeit finden Sie im Kapitel »Phytotherapie« (S.101).
- Versuchen Sie 1 mal täglich 1 Gabe des Mittels Phosphorus D12 einzunehmen, wenn Ihre Angst bei Temperaturschwankungen und Wetterumschwüngen deutlich zunimmt. Eventuell hilft auch ein Komplexmittel (⇨ Homöopathie, S.107).
- Gegen Schmerzen (Migräne, rheumatische Schmerzen) hat sich immer noch reines Aspirin (Acetylsalicylsäure) sehr bewährt. Nehmen Sie die Tabletten zusammen mit Sojalecithin-Pulver ein, was die Magenschleimhaut schützt. Keine Dauertherapie! Verwenden Sie keine kombinierten Schmerzmittel mit Koffein

und keine Phenazetin-Abkömmlinge, die Leber und Nieren stark belasten.
- Führen Sie ein Wettertagebuch um festzustellen, welche Wetterlagen Ihnen besonders zu schaffen machen. Vielen Zeitungen können sie bereits das »Biowetter« entnehmen. Sie finden hier Angaben darüber, welche Beschwerden an bestimmten Tagen verstärkt auftreten. Geraten Sie aber in keine Erwartungshaltung (»Heute geht es mir sicher schlecht«). Denken Sie besonders als AngstpatientIn daran, dass sich auch viele gesunde Menschen bei Wetterveränderungen schlecht fühlen. Akzeptieren Sie!

Blutunterzuckerung/Hypoglykämie

Hypoglykämie (von griech.»hypo« = unter) bedeutet, dass die Zuckerwerte im Blut unter eine festgelegte Normgrenze fallen. Im Zuge einer solchen Unterzuckerung, die bei der im Westen üblichen Fehlernährung immer öfter auftritt, können Symptome entstehen, die Panikattacken sehr ähnlich sind. Gerade hier sind Frauen aufgrund unausgewogener Diäten und stressintensiver Lebensweise häufiger als Männer betroffen.

Ursachen

Ein Hauptgrund für niedrige Blutzuckerwerte beim gesunden Menschen sind unsere »modernen« Essgewohnheiten. Große Mengen Weißmehlprodukte und Zucker im Zusammenwirken mit fleisch- und fettreicher Nahrung belasten die Bauchspeicheldrüse über Gebühr: sie produziert vermehrt Insulin. Kurz nach einer solchen Mahlzeit sinkt der Blutzuckerwert aber rapide ab. Heißhungergefühle, Schwindel und Übelkeit können sich einstellen und werden dann mit Süßigkeiten oder Genussmitteln (Kaffee, Nikotin) »bekämpft«.

Auch bei Stress produziert die Bauchspeicheldrüse mehr Insulin, um für Glukosenachschub im Blut zu sorgen. Ist dieser aufgebraucht, benötigt sie zur Freisetzung weiterer Reserven aus der Leber einen Adrenalinstoß aus den Nebennieren. Dasselbe Adrenalin fungiert aber auch als Auslöser höchst unangenehmer Symptome wie Zittern, Herzklopfen und Angst. Daher die enge Verbindung zwischen Hypoglykämie und Panikgefühlen. Es ist außerdem bekannt, dass Alkohol, die Pille und andere Medikamente (z.B. Tranquilizer) die Glukosetoleranz verschlechtern, d.h. eine Hypoglykämie begünstigen.

Eine neue Krankheit?

Glukose-Toleranz-Tests sind ein unsicherer Nachweis für das Vorliegen von Hypoglykämie. Viele ÄrztInnen meinen daher, die – an sich ungefährlichen – Symptome seien eine »hysterische Reaktion« überängstlicher PatientInnen. Andererseits: jede/r zehnte EuropäerIn wird heute bereits mit einer überempfindlichen Bauchspeicheldrüse geboren. Fehlernährung tut ein Übriges. Wenn Sie bereits eine Stunde nach der letzten Mahlzeit wieder hungrig sind, vielleicht sogar nachts mit Heißhunger aufwachen, liegt der Verdacht auf eine »reaktive Hypoglykämie« nahe.

Spurenelement Chrom

1959 entdeckte das Forscherteam Schwarz/Merz im menschlichen Blut den sog. Glukosetoleranzfaktor, eine chromhaltige Substanz. Chrommangel scheint beim Menschen eine schlechte Glukosetoleranz zu bewirken. Das Spurenelement Chrom dagegen steigert die Effizienz von Insulin.

Wann ein Chrommangel vorliegt, ist strittig. 50-200 Mikrogramm werden als erforderliche Tagesmenge genannt. Größere Chrommengen sind enthalten in Nüssen, Pilzen und Vollkorngetreide (besonders Gerste), in schwarzem Pfeffer und Algen. Auch Honig enthält Chrom. Bei Mangelzuständen sind Kuren mit roher schwarzer Zuckerrohrmelasse nützlich (⇨ Biologische Nährstoffergänzungen, S.159). Der regelmäßige Gebrauch von Zimt, Kurkuma (in Curry), Gewürznelken und Lorbeerblättern fördert die Insulinaktivität und unterstützt Leber und Bauchspeicheldrüse. Von einem Ergänzungspräparat (Chrom-Piccolinat) sollten Sie nicht mehr als 200 mcg täglich einnehmen. Natürliche Quellen sind zu bevorzugen.

Hilfe durch Ayurveda

Die ganzheitliche Betrachtungsweise des Ayurveda (siehe S.111) vertritt eine sehr logische Sichtweise der Hypoglykämie. Im Fettgewebe des Körpers lagern sich bei Fehlernährung Stoffwechselgifte ab, die bereits nach längeren Esspausen ins Blut gelangen und die geschilderten Symptome auslösen. Gut sind Flüssigkeiten, z.B. Vata-Tee oder Honig-Wasser, sowie Flüssigspeisen (Gemüse/Getreidesuppen). Im Akutfall hilft ein Glas Karotten- oder Rote-Bete-Saft. Diese Säfte bauen Stoffwechselschlacken (»Ama«) ab und wirken auch langfristig reinigend. Jede Entgiftung des Körpers beeinflusst auch die Hypoglykämie günstig.

Die meisten ÄrztInnen beachten solche Zusammenhänge nicht, weil für sie die Hypoglykämie ein isoliertes Phänomen ist. Wenn Sie diesbezüglich auf Unverständnis stoßen, tun Sie alles Nötige selbst.

NERVÖSER SCHWINDEL UND ÜBELKEIT

Vor Jahren las ich in einer Zeitschrift den Brief einer völlig verzweifelten jungen Frau, die über häufige »Schwindelanfälle«

verbunden mit Herzbeschwerden und Angst klagte. Sie hatte sich die Mandeln und das Amalgam aus den Zähnen entfernen lassen – ohne Erfolg. Die ärztlichen Diagnosen reichten von »Hypochondrische Depression« bis zu »Herzrhythmusstörungen unklarer Ursache«. Niemand war offenbar in der Lage, hinter diesen Beschwerden eine ausgewachsene Angststörung zu erkennen, denn obgleich die Frau ihre Symptome sehr dramatisch schilderte, schien sie ihren Alltag gut zu bewältigen. Das spricht gegen organische Ursachen – und gegen eine Depression.

Kein Boden unter den Füßen

Fast alle AngstpatientInnen leiden zeitweise oder dauernd unter einer Art Dreh- oder Schwankschwindel – dem Gefühl, als würde der Boden unter den Füßen weggezogen. Ich hatte immer den Eindruck, gleich zur Seite zu kippen. Der Lärm und die Vibrationen in einem fahrenden Zug oder Bus waren mir unerträglich. Sie schienen sich direkt in mein Gehirn fortzupflanzen. Dieser psychogene »Schwindel«, der im Grunde keiner ist, führt oft zur Entstehung einer Agoraphobie (siehe S.53). Die Betroffenen trauen sich nicht mehr, das Haus allein zu verlassen. Öffentliche Verkehrsmittel zu benutzen wird unmöglich. Viele AngstpatientInnen wollen auch in kein Auto mehr steigen.

Viele Betroffene sagen, die seltsamen Schwindelgefühle seien mit Übelkeit und einem leeren Gefühl in der Magengegend verbunden. Logisch, denn dort liegt der Solar Plexus (Sonnengeflecht), eine Nervenregion, von der Angstgefühle ihren Ausgang nehmen. Jeder kennt den »heißen Stich« im Magen, wenn man plötzlich erschrickt oder mit einer schlimmen Nachricht konfrontiert wird. Wer Panikgefühle erlebt, hört das Blut in den Ohren pulsieren, die Umgebung erscheint unwirklich (⇨ Depersonalisation) und die Welt wird anders wahrgenommen. Ein Gefühl drohender Ohnmacht stellt sich ein. Doch sind das alles nur Folgen extremer Angst. Der erste und beste Weg, dem zu begegnen, ist das Akzeptieren (siehe S.94).

Mögliche Ursachen hartnäckiger Schwindelgefühle

Treten trotz Besserung des Allgemeinzustandes Schwindelgefühle immer noch massiv auf, sollten Sie an folgende Ursachen denken:

- Sternale-Syndrom (von lateinisch »sternum« = Brustbein): Fehlhaltung und Muskelverspannung erzeugen Blockierungen im Hals- und Brustwirbelsäulenbereich. Die eingeschränkte Beweglichkeit der Wirbelkörper irritiert wegführende Nervenfasern und löst jene »Herzschmerzen« von AngstpatientInnen aus, die eigentlich Nervenschmerzen (Neuralgien) sind. Auch Schwindelgefühle gehen öfter als man glaubt auf das Konto einer blockierten Wirbelsäule. Abhilfe ist auf vielen Wegen möglich. Sehr zu empfehlen sind die Osteopathie oder die Methode nach Dorn (⇨ Adressen im Anhang).
- Manchmal tippen ÄrztInnen auf die Menier'sche Erkrankung (erhöhte Flüssigkeitsansammlung im Gleichgewichtsorgan). Sie löst Übelkeit und Drehschwindelattacken aus. Abgesehen davon, dass diese Erkrankung selten vor dem 50. Lebensjahr auftritt, liegt sie bei AngstpatientInnen so gut wie nie vor.
- Niedriger Blutdruck (Hypotonie):
Viele AngstpatientInnen, auch hier bevorzugt Frauen, hatten früher öfter Kreislaufprobleme. Später zeigen sich Schwankungen des Blutdrucks. Während eines Panikanfalls schnellt er normalerweise in die Höhe – schon deshalb ist eine Ohnmacht unwahrscheinlich. Ist er ansonsten zu niedrig, helfen Kneippanwendungen (⇨ Hydrotherapie – die Heilkraft des Wassers) und Kräuter (⇨ Phytotherapie). Nicht selten ist Hypotonie ein Nebeneffekt von Psychopharmakotherapien.

- Nervöses Atmungssyndrom (⇨ Hyperventilation, S.57): Oft ist eine zu flache und hektische Atmung der Grund für anhaltende Schwindelgefühle.
- Besonders das Fehlen von Vitamin B1 und B6 kann zu Schwindel und Gefühlsstörungen in Armen und Beinen führen. Prüfen Sie Ihre Ernährung (⇨ Heilfaktor Ernährung, S.145) bzw. nehmen Sie ein Multivitaminpräparat ein.

Selbsthilfe

- Bei allen Arten von Schwindel kann das homöopathische Mittel Conium D6 versucht werden. Nehmen Sie jede halbe Stunde 1 Gabe, bei Besserung nur noch 1-2 mal täglich, bis zum völligen Verschwinden der Symptome (⇨ Homöopathie, S.107).
- Nehmen Sie Lavendelhonig oder trinken Sie Tee aus Lavendelblüten (1 kleine Tasse täglich über 1-2 Wochen).
- Sehr wirksam bei Drehschwindelzuständen ist Ingwer. Kauen Sie stündlich ein kleines Stück frischen Ingwer oder nehmen Sie ein Fertigpräparat ein (erhältlich gegen Reiseübelkeit).
- Überprüfen Sie Ihren Schlafplatz. Störzonen können das Allgemeinbefinden erheblich beeinträchtigen (⇨ Umwelteinflüsse, S.89).
- Die Lithotherapie/Steinheilkunde (siehe S.133) empfiehlt bei Gehunsicherheit das Tragen eines Turmalins (an einem langen Band um den Hals). Die Wirkung ist bisweilen verblüffend.
- Nur wenig bekannt, aber bei Schwindel und Übelkeit sehr hilfreich, ist die Anwendung indianischer Ohrkerzen. Ihre Handhabung erklärt der Heilpraktiker Klaus Krauth in seinem Buch (⇨ Literaturangaben). Wenn Sie sich die Selbstanwendung nicht zutrauen, suchen Sie fachliche Hilfe (Ärztin/Arzt/HeilpraktikerIn).

Ein häufiges Begleitsymptom – Migräne

Manche Symptome, die im Zuge einer Angststörung auftreten, waren lange vor dem ersten Panikanfall vorhanden. Besonders häufig gilt das für Kopfschmerzen und Migräne. Sie rangieren in der »Beliebtheitsskala« ganz oben. Viele Angstopfer – hier liegen Frauen im Spitzenfeld – zeigen schon früh das Vollbild der echten Migräne mit Übelkeit, Sehstörungen und Halbseitenschmerz. AngstpatientInnen, die auch an Migräne leiden, wurden meist schon als kleine Mädchen nach dem Motto »brav sein und Mund halten« erzogen. Viele haben emotionale Schocks und Verlustängste erlebt. Als Erwachsene bearbeiten sie Gefühle »mit dem Kopf«, verdrängen seelischen Kummer und halten tapfer durch – bis der nächste Migräneanfall oder die erste Panik sie zum Innehalten und Ausruhen zwingt.

Alles psychisch?

Gar nicht lange ist es her, da galt Migräne noch als Krankheit »hysterischer Frauenzimmer«. Doch sie verschont, wie man weiß, auch Männer nicht und vieles deutet auf einen engen Zusammenhang mit (Lebens)angst und Erschöpfung hin. Sogar ein defektes Gen will man in den Gehirnen von MigränepatientInnen erspäht haben – eine Vermutung, die auch für AngstpatientInnen im Raum steht. Es scheint nur eine Frage der Zeit zu sein, wann sich die Genforschung des Themas annimmt.

Selbsthilfe bei Migräne und Spannungskopfschmerzen

- Hildegardmedizin (siehe S.124)
  Schon Hildegard von Bingen kannte die »Heminggranae« = Halbseitenkopfschmerz (angeblich litt sie selbst daran) und meinte, diese sei schwerer heilbar als

Krebs. Neben dem Rat, gewisse Nahrungsmittel zu meiden, empfiehlt sie die »Birnhonigkur«. Alle nötigen Zutaten samt Anleitung gibt es im Hildegardversand (⇨ Adressen im Anhang)
- Grüner Tee
  Chinesischer und japanischer Grüntee enthält den Wirkstoff Epigallocatechingallat (EGCG). Er erhöht die Elastizität der Blutkapillaren und lindert so Migräne. Für AngstpatientInnen ist er auch wegen des Zinkgehalts von Nutzen. Trinken Sie 1-2 Tassen sobald sich ein Anfall ankündigt und 2-3 Tassen täglich zur Vorbeugung (⇨ Phytotherapie).
- Ayurveda (siehe S.111)
  Migräne gilt als Vata/Pitta-Störung. Die Behandlung umfasst das Ausleiten von Giftstoffen (z.b. Heißwasser-Trinkkuren), Musik- und Entspannungstherapie. Vata-Tee wirkt beruhigend, Pitta-Tee ist gut bei »heißen« pochenden Schmerzen.
- Nährstofftherapie
  300-600 mg Magnesiumcitrat plus Vitamin E pro Tag kann die Zahl der Migräneanfälle halbieren. Bei hormonell bedingter Migräne (⇨ PMS, S.76) helfen oft Nachtkerzenöl-, Borretschöl- und Schwarzkümmelöl-Kapseln.
- Homöopathie:
  Agnus castus (Mönchspfeffer) in der Urtinktur bessert sehr oft auch die Migräne. In den Wechseljahren wirkt auch die Urtinktur von Cimicifuga (Wanzenkraut).
- Lithotherapie (siehe S.133)
  Die Steinheilkunde empfiehlt bei Migräne das Tragen einer Amethystkette und von Amethyst-Ohrringen; auch Hämatit und Jade helfen.
- Aromatherapie (siehe S.128)
  Pfefferminze (Schläfen damit einreiben); Lavendel und Rosenholz (Duftlampe).
- Bachblüten (siehe S.130)

Die Essenz Vervain mindert die seelische Anspannung; eruieren Sie außerdem in einer Beratung Ihr Typenmittel.

Versuchen Sie, während akuter Schmerzanfälle mit Aspirin (reine Acetylsalicylsäure – 1000 mg bei den ersten Anzeichen einer Migräneattacke) auszukommen. Meiden Sie Kombinations-Präparate. Nehmen Sie das Mittel zusammen mit Sojalecithinpulver ein, um die Magenschleimhaut zu schützen und trinken Sie grünen Tee. Die neuen Migränemittel (Triptane) wurden noch nicht ausreichend getestet. In der Kombination mit Ergotamin (gegen Übelkeit) sind sie gefährlich und keineswegs eine sinnvolle Lösung. Nehmen Sie als Dauertherapie ein homöopathisches Komplexmittel (⇨ Homöopathie, S.107) und lernen Sie, sich besser zu entspannen.

Das prämenstruelle Syndrom (PMS)

Für das sogenannte prä(= vor)menstruelle Syndrom, kurz PMS, gibt es leider immer noch keinen wissenschaftlichen Nachweis. Die Störungen reichen von unkontrollierten Essanfällen über Migräne, Brust- und Gelenkschmerzen bis zu Agressivität, Panik und Depressionen. Die betroffenen Frauen machen Monat für Monat ein Martyrium durch. Von Einbildung oder Übertreibung kann dabei absolut keine Rede sein. Viele Patientinnen leiden überhaupt nur in dieser Zeit an Angstgefühlen. In England hat man erkannt, dass ein auffällig hoher Prozentsatz weiblicher Straftaten an den »Tagen vor den Tagen« begangen wird. Dieses Tatmerkmal wirkt sich seither strafmildernd aus.

Die genauen Ursachen des PMS sind unbekannt. Dass dieses Leiden fast ausschließlich bei industrialisierten Völkern auftritt, spiegelt wohl auch die mangelnde Würdigung von Weiblichkeit in unserer Gesellschaft, wo »solche Dinge« im Verborgenen ablaufen und vor allem unsere Leistungsfähigkeit nicht beeinträchtigen dürfen.

Als Hauptauslöser von PMS gelten heute Hormonungleichgewichte. Tatsächlich haben PMS-Patientinnen einen Mangel an der Substanz Prostaglandin E1, die im Körper aus Cis-Linolsäure bzw. Gamma-Linolensäure aufgebaut wird, sowie geringe Werte an »glücklichmachenden« Beta-Endorphinen. Die Antibaby-Pille bringt den Stoffwechsel durcheinander und 50 Prozent der betroffenen Frauen leiden außerdem an Allergien, Pilzerkrankungen oder Hypoglykämie. Hier einfach Hormone zu geben, wie viele ÄrztInnen es tun, zeugt von einiger Ignoranz, was die Funktion des weiblichen Körpers angeht.

Natürliche Therapieansätze beim PMS

- Nährstofftherapie
  Den meisten PMS-Patientinnen fehlen B-Vitamine (vornehmlich B6 und Folsäure), Vitamin E, Kalzium, Magnesium und Zink. Vorsicht bei der Gabe synthetischer Vitamine: Vitamin B6 kann in hohen Dosen (ab 50 mg) die Nerven schädigen. Mehr als 350 mg Magnesium pro Tag könnte Panikattacken fördern. Nährstoffergänzungen wie Algen, Pollen, Brottrunk etc. (⇨ Biologische Nahrungsergänzungen, S.159) können viel bewirken. Essen Sie oft dunkelgrünes Gemüse, Avocados, Quitten und Sojaprodukte wie Tofu. Auch Dinkel und Vollreis in kleinen Portionen (Suppe etc.) sind günstig. Schränken Sie Kaffee, Schokolade und fette Milchprodukte ein!
- Nachtkerzenöl
  Das Öl der gemeinen Nachtkerze (Oenothera biennis) enthält eine hohe Konzentration der beim PMS kritischen Gamma-Linolensäure. Von Nachtkerzenöl-Kapseln nehmen Sie 3 mal täglich 2 Kapseln zu 500 mg

über 2-3 Monate. Tritt eine Besserung ein, reichen meist 2-4 Kapseln täglich in der zweiten Zyklushälfte als Erhaltungsdosis. Natürliche Linolensäurequellen sind Mikroalgen, Borretschöl und Traubenkernöl, auch Schwarzkümmelöl hilft.
- Präparate mit Pollen, Gelee Royale und weiteren Komponenten wirken sehr gut bei allen Beschwerden rund um die Menstruation (⇨ Apitherapie, S. 126).
- Phytotherapie und Homöopathie (siehe S.99 bzw. S.107 sowie das folgende Kapitel).
- Vorhandene psychische Probleme (Ablehnung der weiblichen Rolle, Partner-Konflikte etc.) müssen natürlich berücksichtigt werden. Das PMS scheint aber selten rein psychischer Natur zu sein. Die Seele lässt sich gut mit Bachblüten und Aura-Soma (siehe S.130 bzw. S.136) stabilisieren.

Interessante Therapieansätze enthält das Buch von Rina Nissim: *Naturheilkunde in der Gynäkologie* (⇨ Literaturangaben).

ANGST UND DIE WECHSELJAHRE

Für Frauen, die schon in jungen Jahren mit der Angst Bekanntschaft gemacht und vielleicht am PMS gelitten haben, bringen die Wechseljahre (auch Menopause oder Klimakterium genannt) das Risiko neuerlicher Beschwerden mit sich. Die Modeerscheinung einer generellen Hormonersatztherapie ist hier sicher keine Lösung. Eine von Hitzewallungen, Schwindel, Herzrasen und Depressionen gequälte Frau kommt natürlich leicht in Versuchung, sich bedenkenlos der »Fachkompetenz« eines hormonbegeisterten Mediziners (hier gibt es weitaus mehr männliche Fanatiker) auszuliefern.

Für immer jung?

Das häufigste Pro-Argument für eine Hormonsubstitution ist die Verhinderung der Osteoporose (= Knochenentkalkung mit vermehrter Bruchgefahr). Hormongaben sollen zudem jugendliches Aussehen und geistige Frische bewahren. Ein Versprechen, das bei Frauen besonders ankommt. Unerwähnt bleibt, welch gigantisches Geschäft für die Pharmaindustrie die Herstellung von Hormonen bedeutet, und dass freiwillige Testerinnen der Forschung hochwillkommen sind. Über die erhöhte Krebsgefahr wird unzureichend und zum Teil verfälscht informiert.

Das altersspezifische Osteoporose-Risiko kann, das weiß man, durch gezielte Bewegung, Kneipp-Kuren und Ernährungstherapie sehr gut in Schach gehalten werden. Knochen können sich selbst im fortgeschrittenen Alter noch aufbauen.

Das allmähliche Nachlassen der weiblichen Hormonproduktion und der langsame Übergang ins letzte Lebensdrittel ist naturgewollt und muss auf körperlicher und seelischer Ebene »bearbeitet« werden. Wer nach ewiger Jugend verlangt, sollte sein persönliches Wertesystem hinterfragen.

Naturheilkundliche Verfahren bei Beschwerden der Menopause

- Phytotherapie (siehe auch S.99)
  Bei einer natürlichen Behandlung von Wechseljahresbeschwerden hat die Gabe von Heilpflanzen mit östrogenartigen Inhaltsstoffen Vorrang. Als erstes wird man an den altbewährten Frauenmantel (Alchemilla vulgaris/monticola) denken. Es gibt kaum ein gynäkologisches Problem, bei dem er nicht hilft, da er sowohl pflanzliche Östrogene als auch Gestagene enthält. Auch Schafgarbe, Rotklee, Salbei, Rosmarin, grüner

Hafer, Ringelblume, Brennnesselsamen oder Alfalfa sind hormonwirksam. Eine gute Ergänzung zu Heilpflanzen sind Moorbäder.
Bei starken psychischen Beschwerden hilft das Johanniskraut (Hypericum perforatum). Im Rahmen einer Studie in Berlin untersuchte man die Wirkung von standardisiertem Extrakt (»Kira-Dragees«) bei Ängsten und Depressionen in der Menopause. Nach 12-wöchiger Anwendung waren 80 Prozent der teilnehmenden Frauen beschwerdefrei. Die Kombination mit Baldrian/Hopfen/Passionsblume führt selbst in ernsten Fällen zum Erfolg (⇨ Phytotherapie, S.99).
- Homöopathie (siehe S.107)
Erfahrene HomöopathInnen können die Behandlung von Ängsten ideal mit jener von PMS oder Wechseljahresbeschwerden kombinieren. Sehr oft helfen Agnus castus, Cimicifuga (diese beiden in der Urtinktur), Lachesis, Pulsatilla oder Sepia. Auch Kombinationspräparate sind sinnvoll.
- Nachtkerzenöl und Borretschöl
Beide Substanzen wirken östrogenstimulierend und regen die natürliche Anpassungsfähigkeit des Organismus an. Borretschöl beruhigt auch die Nerven (⇨ PMS, S.77).
- Bienenprodukte (⇨ Apitherapie, S.126)
Die gute Wirkung von Pollen und Gelee Royale ist durch viele Studien belegt. Es existieren zahlreiche Kombinationspräparate (⇨ Anhang).
- Ernährung
Eine Umstellung der Essgewohnheiten, wie im Abschnitt »Heilfaktor Ernährung« empfohlen, bringt immer Vorteile. Sojaprodukte (Tofu, Tempeh) enthalten wirksame Phytohormone. Algen und Brottrunk/Fermentgetreide oder Spurenelemente aus Edelsteinen (⇨ Lithotherapie, S.133) gleichen Defizite aus. Besonders wichtig ist die Vitamin E-Versorgung.

- Die Seele
  Die Wechseljahre müssen, wie der Name schon sagt, als Zeit der Veränderung und des Loslassens begriffen werden. Bachblüten und Aura-Soma (siehe S.130 bzw. S.136) unterstützen diese Neuorientierung.
- Weitere Hilfen
  Kneipp-Kuren, Hildegardmedizin, Ayurveda, Aromatherapie, Lithotherapie, Chinesische Naturheilkunde und Akupressur – auch sie bieten für die Menopause Hilfen an.

Sie sehen also: Wenn sie alle zur Verfügung stehenden Möglichkeiten ausschöpfen, brauchen Frauen keine »Hormonkundinnen« zu werden. Neueste Forschungen konnten keinen einzigen stichhaltigen Beweis dafür liefern, dass eine Hormonsubstitution Frauen gesünder macht. Im Gegenteil: es steht fest, dass nach mehrjähriger Hormongabe das Risiko für Brust- und Gebärmutterkrebs ansteigt. Außerdem: warum haben Frauen heute eigentlich nicht mehr das Recht, in Würde zu altern? Wer bestimmt, dass wir mit 40 auszusehen haben wie 30, und mit 60 wie 40? Dümmliche Slogans wie »50 plus« sollen vergessen machen, dass eine Frau auch älter werden, geschweige denn gar so aussehen könnte.

Denken Sie immer daran: es ist Ihr gutes Recht, nein zu sagen. Auch wenn ÄrztInnen ein langes Gesicht ziehen oder Sie »wissenschaftlich« belehren möchten. Das Paradeargument, Hormone würden nur etwas ersetzen, das die Natur nicht mehr produziert, ist reichlich ignorant. Können wir denn die Natur »verbessern«? Schon 1993 bemerkte der anerkannte Wiener Gynäkologe Dr. Volker Korbei in einem Interview mit der Zeitschrift *dr.Gesundheit* zum Thema Hormonersatztherapie: »Ich halte die Machermentalität, die hier zum Vorschein kommt, für eine Gefahr für die Medizin. Und es steckt mir zuviel Geschäft dahinter ...« (in: *dr.Gesundheit* 2/93). Heute, nach fast 10 Jahren, erscheint diese Aussage mehr als gerechtfertigt. Holen Sie sich fachkundigen Rat bei den in allen größeren Städten eingerichteten Frauengesundheitszentren. Sie werden dort umfassend, und vor allem objektiv beraten (⇨ Adressen im Anhang).

Schließlich noch eine Randbemerkung: Den wenigsten Frauen ist bekannt, wie ihre »natürlichen« Hormone hergestellt werden. Ein häufig verordnetes Medikament gewinnt man beispielsweise nur aus dem Harn trächtiger Stuten. PMU-Pferde (von »pregnant mares' urine«) müssen unter qualvollen Bedingungen viele Monate in dunklen Ställen zubringen. Um den Harn zu konzentrieren, erhalten sie weniger Trinkwasser. All das wird von der Herstellerfirma bestritten, aber die Berichte seriöser Tierschutzorganisationen sprechen eine andere Sprache. Ich bezweifle, dass irgendein »Frauenleiden« Tierqualen rechtfertigt, zumal es genügend Alternativen gibt.

Ich habe nun selbst die magischen 40 überschritten, und ebenso wie damals Psychopharmaka nicht »meins« waren, wird es mir leicht fallen, der Hormonverlockung zu widerstehen. Leider sind Hormone meist die erste und einzige Hilfe, die man Frauen anbietet. Hören Sie sich daher rechtzeitig um und Sie werden sehen: Es geht auch anders.

Hinweise: Was bei PMS und Wechseljahresbeschwerden helfen kann

Nachtkerzenöl: z.B. als »Efamol 500« oder »Gammaprim«- Kapseln;
Borretschöl: z.B. als »Lindermal-Kapseln« (Borretschöl ist meist ebenso wirksam wie Nachtkerzenöl, aber preisgünstiger);
Ägyptisches Schwarzkümmelöl: empfehlenswert bei hormonbedingten Zyklusstörungen und Migräne, Schwarz-

kümmel wirkt hypoallergen (siehe dazu auch Pilzerkrankungen, S.88).
Johanniskraut: als Tee, Frischpflanzensaft oder in Präparatform. Johanniskraut-Präparate werden in Deutschland bereits sehr häufig verordnet. Das am meisten verschriebene Medikament ist *Jarsin 300*. *Kira-Dragees* (LI 160) wurden klinisch getestet. Es gibt jedoch eine ganze Reihe von Präparaten (z.B. *Hyperforat* oder Johanniskraut Entspannungsdragees von Medicom), die anders dosiert, aber genau so wirksam sind. In Österreich gibt es auch die Präparate *Esbericum* oder *Johanicum.* In der Schweiz ist Johanniskraut als *Hyperiforce* rezeptfrei erhältlich. Achten Sie bei Kapseln und Dragees darauf, dass nicht jede Menge Farb- und Konservierungsstoffe enthalten sind.

Kapseln mit Kräuterauszügen (neben Johanniskraut auch Salbei, Alfalfa, Grüntee etc.) sind erhältlich unter dem Markennamen *Arkocaps.*
Frischpflanzenpräparate (die meiner Meinung nach sinnvollste Form neben Tee und Saft) gibt es von der Firma A. Vogel (»Bioforce«, siehe Adressen: »Phytotherapie«).

Hömöopatische Zubereitungen: Cimicifuga-Extrakt, der bei vielen Störungen rund um Menstruation und Wechseljahre wirksam ist, z.B. als *Remifemin. Agnucaston* enthält Mönchspfeffer. Veschiedene Hersteller bieten sinnvolle Komplexmittel an. Apotheken informieren ausführlich.

Lassen Sie sich von einem/einer erfahrenen GanzheitsmedizinerIn/HeilpraktikerIn über die Möglichkeiten der natürlichen Behandlung von Zyklusstörungen und Wechselbeschwerden aufklären. Bei Ausnutzen aller Möglichkeiten werden Hormone nur selten notwendig sein.

Chronische Müdigkeit und Burnout

In den achtziger Jahren trat vor allem beim weiblichen Pflegepersonal einiger Krankenhäuser eine »neue« Krankheit epidemisch in Erscheinung: das chronische Müdigkeitssyndrom (engl.: Chronic Fatigue Syndrome = CFS). Seither war es immer wieder Thema von Kongressen und medizinischen Studien.

Immer müde

Die einen betrachten chronische Müdigkeit vorwiegend als Symptom einer seelischen Grundstörung, z. B. einer Depression, andere vermuten körperliche Ursachen, wie Virusinfektionen, in deren Gefolge dieses Leiden oft auftritt. Zu einer extremen körperlichen Müdigkeit gesellen sich Kopf- und Gliederschmerzen, Zeichen von Immunschwäche (Infektanfälligkeit) sowie Denkstörungen, Angstgefühle oder depressive Phasen. Insgesamt erinnert das Bild aber an dieselbe Form nervöser Erschöpfung, welche das Resultat langanhaltender körperlich-geistiger Überforderung ist (ein Paradefall für das Bachblütenmittel Olive). Sicher verdient auch die Viren-Hypothese Beachtung, da offenbar gewisse Erreger (z. B. Herpes-Viren) den Ausbruch des CFS begünstigen. In den USA nannte man das Zustandsbild auch »Yuppie-Influenza«, da es bevorzugt jüngere, beruflich erfolgreiche Menschen zu betreffen schien.

Obgleich keine spezielle Therapie gegen das CFS existiert, zeigen eine Ernährungsumstellung (Enzymzufuhr) und immunstärkende Maßnahmen (z.B. »Padma 28«: siehe »Tibetische Medizin«) fast immer Wirkung. In vielen Fällen spielen Pilzerkrankungen (siehe S.86) eine Rolle. Die oft verschriebenen Psychopharmaka sind jedenfalls die denkbar schlechteste Lösung.

Australischen Ärzten ist es zumindest gelungen, das Vorliegen eines CFS nachzuweisen. Es stellte sich heraus, dass unter CFS leidende Personen Glukose (»Blutzucker«) nicht normal verarbeiten, sondern ihr Körper diese vermehrt in Milchsäure umwandelt. Es kommt so zu einer regelrechten Selbstvergiftung. Interessant: auch bei AngstpatientInnen konnte man diese erhöhte Konzentration von Milchsäure als mögliche Ursache für Panikattacken feststellen.

Ein auffälliges Indiz der chronischen Müdigkeit ist der hohe Anteil betroffener Frauen. Meist sind sie zwischen 30 und 50 Jahre alt und beruflich und familiär »auf Zack«. Doch um welchen Preis?

Ausgebrannt

Die meisten Frauen haben es von Kind auf so gelernt: Sei lieb und höflich, sei fleißig, sei schön. Fordere nichts und passe dich an. Liebe und Anerkennung glauben viele Frauen (ich will Männer da aber nicht ausnehmen) sich erst durch Leistung und Wohlverhalten verdienen zu müssen. Das Ergebnis: eine Form schleichender Auszehrung, die endlich im körperlichen und seelischen Zusammenbruch mündet. Gängiges Schlagwort ist hier das Burnout-Syndrom.

Colette Dowling schreibt in ihrem Buch »Perfekte Frauen« (⇨ Literaturangaben) über diesen Zwang zur Perfektion um jeden Preis. Sie spricht zahllosen Geschlechtsgenossinnen aus der Seele, wenn sie sagt, dass das Idealbild der glücklichen, doppelt- und dreifach belasteten »Powerfrau« spätestens dann seinen Glanz verliert, wenn Frauen das Gefühl haben, ihr Leben ginge an ihnen vorbei, während sie sich für etwas abrackern, das gar nicht ihren ureigensten Bedürfnissen entspricht. Panikattacken und Depressionen müssen hier als Aufforderung verstanden werden, dieses selbstzerstörerische Tun aufzugeben, endlich zu sich selbst zu stehen und nein zu sagen, wo das Herz nein meint.

Die Gleichstellung von Frau und Mann verliert dort ihren Sinn, wo Frauen durch eine erzwungene »Gleichbehandlung« die Wahlmöglichkeit genommen wird. Eine Mutter, die lieber zu Hause in der Familie ihren Platz ausfüllen würde, leidet ebenso wie eine Frau, die den erlernten Beruf vermisst. Beide bescheren sich und ihrer Umgebung wenig Positives. Weitaus mehr Frauen (und Männer) als man gemeinhin annimmt, haben auch kein Verlangen nach der Superkarriere. Sie besinnen sich auf den Wert gelebten, statt gekauften Lebens.

Colette Dowling schreibt über den Zwiespalt, in dem sich besonders Frauen angesichts unserer leistungsverliebten Gesellschaft befinden:

»*Heutzutage werden Frauen schlimmer als verächtlich angesehen, wenn sie kein Verlangen nach der Schnellspur haben, ...wenn sie damit zufrieden zu sein scheinen, da zu sein, gelegentlich horizontale Karrierefortschritte zu machen und an Gewicht zuzunehmen, wenn sie auf die 40 zugehen. Leistung trennt die Frauen von den Mädchen. Leistung, Hervorragendsein und Todmüdigkeit.*«

(Colette Dowling: *Perfekte Frauen*, Frankfurt 1989, S. 71)

Todmüdigkeit, Burnout, Panik, Depression: Sie haben mit Sicherheit eine gemeinsame Wurzel – den fortschreitenden Verlust von Seelenfrieden und wahrem Glück.

Pilzerkrankungen/Mykosen

Jener legendäre »Fluch des Pharao«, der 1922 ein paar Archäologen die verfrühte Grabesruhe bescherte, ist weniger mysteriös als angenommen. Eingeatmete Pilzsporen zerstörten den Körper der »Grabschänder« von innen.

Vernunft versus Pilzmanie

Eine »Pilzinfektion« gibt es eigentlich nicht, denn diese Einzeller sind überall in unserem Körper zu Hause. Erfährt aber das Immunsystem eine Schwächung, kann es zur Pilzüberwucherung kommen. Diese Milieuänderung bereitet den Boden für jene verwirrende Symptomatik, die viele TherapeutInnen überfordert und eine Diagnose erschwert. Pilze werden auch deshalb selten als Übeltäter entlarvt, weil man an den Universitäten die sinnvollsten Testmethoden (Dunkelfeldmikroskopie) gar nicht lehrt.

Sündenbock Candida

Der Hefepilz Candida albicans ist normalerweise harmlos. Durch unvernünftigte Lebensweise und Immunschwäche aber kann er sich im Körper ungehemmt ausbreiten. Frauen erfahren oft zufällig durch Ihre/n GynäkologIn von diesem ungebetenen Gast.

Ursachen einer Candida-Wucherung können sein: Medikamente (Pille, Antibiotika, Cortison u.a.), psychische Belastungen (Angst, Depressionen, Stress), mangelhafte Ernährung (Weißmehl, Zucker!) oder Umweltgifte – vor allem Schwermetalle (Blei, Quecksilber, Cadmium etc.).

Mögliche Hinweise auf eine erhöhte Pilzbelastung sind: Allergien, Juckreiz und Ekzeme, starke, durch nichts zu bessernde Regelbeschwerden (⇨ PMS, S.76), Dauer-Kopfschmerz, starke Cellulite (Orangenhaut), chronische Müdigkeit und schlechte Leberwerte, unbestimmte Angstgefühle oder Heißhunger-Attacken.

Was tun?

Ziel jeder Mykose-Therapie ist keineswegs eine Vernichtung des Feindes, sondern die Wiederherstellung eines Milieus, in dem das natürliche Zusammenspiel wieder funktioniert. Mit Medikamenten alleine ist den Pilzen schwer beizukommen. Strenge Diäten sind umstritten. Richtig scheint das Vermeiden von zuviel tierischem Einweiß, Weißmehl, weißem Zucker, Hefe (Pizza!), Alkohol und Genussgiften. Dagegen helfen Sauerkraut, milchsaures Gemüse, Kren (Meerrettich), Knoblauch, Cayenne-Pfeffer, Chili und Curcuma (in Curry), Pilze in Schach zu halten.

Natürliche Mittel gegen Pilzbelastung

- Teebaumöl (Melaleuca alternifolia): hilft bei Candida-Befall der Scheide. Bestreichen Sie einen Tampon mit einer Mischung aus 1 TL natürlichem Joghurt plus 3-4 Tropfen hochwertigem Teebaumöl (mit weniger als 4 Prozent Cineolgehalt) und wenden Sie dies 3 mal täglich an (über 2-3 Wochen). Zusätzlich hilft das Trinken von ¼ Liter Bifidus-Milch pro Tag.
- Brottrunk: Brottrunkkuren wirken augezeichnet bei Allergien und Mykosen. Brottrunk gleicht den Säure-Basen-Haushalt aus und stellt das gesunde Milieu wieder her (⇨ Biologische Nährstoffergänzungen).
- Propolis (⇨ Apitherapie, S.128): Propolis stärkt das Immunsystem, in Apotheken gibt es auch spezielle Scheidenzäpfchen.
- Schwarzkümmelöl: Die Einnahme von 3 mal täglich 2 Kapseln ägyptischem Schwarzkümmelöl über 3 Monate und länger hilft, Pilze einzudämmen.
- Als sehr gut wird die Wirkung von Lapacho-Tee beschrieben (⇨ Phytotherapie, S.104). Er ist abwehr- und leberstärkend. Bei Angstzuständen scheint er generell zu helfen.
- Grapefruitkern-Extrakt: dieser wirkt als natürliches

Antibiotikum, sowie bei Pilzen, Allergien und Immunschwäche. Achten Sie auf die Reinheit angebotener Extrakte (ohne Konservierungsmittel!). Näheres entnehmen Sie dem Buch von Sharamon/Baginski: *Das Wunder im Kern der Grapefruit* (⇨ Literaturangaben). TherapeutInnen behandeln Mykosen außerdem durch Schwermetallentgiftung, Symbioselenkung des Darms und eine gezielte Stärkung von Leber und Nieren.

Hinweis: Während jeder Pilzbehandlung können starke Gefühle von Müdigkeit und Unwohlsein auftreten. Der Grund ist das Absterben großer Pilzkolonien und die Belastung des Körpers mit ihren Giftstoffen. Trinken Sie viel, um diese rasch auszuscheiden. Sollten Sie für sich den Verdacht einer erhöhten Pilzbelastung haben, bestehen Sie auf einer genauen Diagnose (Stuhlproben sind zu wenig). Sie können sich dadurch Jahre unnützen Leidens ersparen.

UMWELTEINFLÜSSE

Sensitive Menschen und auch Tiere nehmen sie wahr, aber man kann sie nicht erklären: Erdstrahlen. ExpertInnen sprechen von geopathischen Störzonen. Der Begriff »Erdstrahlen« umfasst nicht nur unterirdische Wasserläufe, die sehr oft Auslöser gesundheitlicher Störungen sind, sondern auch Gesteinsbrüche und Erdverwerfungen, das Hartmann-Gitter (kosmischer Energieschatten der Erde) und das Curry-Netz (Strahlung, die den Erdball schachbrettartig überzieht). Kritisch ist die Belastung auf Kreuzungspunkten.

Ein längerer Aufenthalt und besonders das Schlafen über solchen Zonen kann Nervosität, Ängste und Depressionen bis hin zu Krebs verursachen. Das sind die seit alters her bekannten »schlechten Plätze.«

Was tun?

Der Wert von »Abschirmsystemen« ist äußerst zweifelhaft. Sichere Hilfe bringt nur das Wegrücken von Bett oder Sitzgelegenheiten. Falls Ihre Katze übrigens partout Ihr Bett als Schlafplatz wählt, gibt das zu denken, denn Katzen sind »Strahlensucher«. Hunde dagegen meiden belastete Plätze.

- Entstrahlend auf den Körper wirken Kneipp-Anwendungen (⇨ Hydrotherapie, S.121) und Obstessig-Bäder (1/8 bis 1/4 Liter naturreiner Obstessig plus ein TL Meersalz auf eine Wannenfüllung).
- HomöopathInnen geben bei Strahlenbelastung Calcium carbonicum, Silicea und Laurus nobilis.
- Wertvoll ist die abschirmende Wirkung größerer Rohsteine. Ein Rosenquarzrohling, in ca. 1 Meter Entfernung vom Bett aufgestellt, leitet Negativenergien ab (alle 3 Wochen unter fließendem Wasser reinigen).

Elektrosmog, Mikrowellen und Handyboom

Amerikanische Forschungen in den 70er Jahren ergaben: Krebs und Leukämie bei Kindern treten gehäuft in der Nähe von Hochspannungsleitungen auf (*American Journal of Epidemiology*). Die Handy-Manie und der Ausbau der Mobilfunknetze haben das Thema Hochfrequenz-Strahlung aktualisiert. Bedenken Sie, dass unser Gehirn »auf der selben Wellenlänge schwimmt«. Ein aktiviertes Handy ständig am Körper zu tragen ist daher absolut gesundheitsgefährdend.

Thermische Mikrowellen (ein Nebenprodukt der Militärindustrie!) gelten zwar als harmlos, doch Insider wissen, dass damit erhitzte Nahrung Zellstrukturen schädigt und Krebs (mit)verursachen kann. Mikrowellenherde sind außerdem völlig unnötig und fördern nur die Bequemlichkeit.

Jedes Elektrogerät strahlt, auch im Stand-by-Modus, also nachts Stecker ziehen! Schlafen Sie nicht mit dem Kopf an

Steckdosen und verzichten Sie auf Radiowecker. Installieren Sie in Schlafräumen Netzfreischalter.

Weitere Schutzmaßnahmen

Wählen Sie Betten aus Echtholz und Latex- statt Federkernmatratzen. Böden sollten aus naturbelassenem Holz oder Kork sein. Bevorzugen Sie Bettwäsche und Kleidung aus unbehandelten Naturfasern. AngstpatientInnen, die »schon alles versucht haben«, ist eine radiästetische Untersuchung der Wohnsituation samt einer Prüfung der Einrichtung auf Chemikalien und Giftbelastung (Anstriche, Spanplatten ...!) unbedingt zu empfehlen. Kontaktadressen finden Sie im Anhang.

Bei Computern können größere Bergkristalle offenbar Strahlung ableiten (Spitzen müssen von Personen wegzeigen). Auf Fernsehgeräten platzierte Achatscheiben konnten Kopfschmerzen und Schlafstörungen verhindern.

Ich denke, hier geht Probieren über Studieren.

KAPITEL 4
Therapien und Selbsthilfeverfahren in Kürze

SELBSTHILFE – SINN UND GRENZEN

Dieses Buch zeigt Wege der Selbsthilfe, dennoch sollten Sie auch ihre Grenzen beachten. Lassen Sie sich helfen,

- falls Sie je ernsthaft an Selbstmord denken. Wenden Sie sich bitte an eine Notdienststelle (Telefonseelsorge, Selbsthilfe-Vereinigung etc.). Adressen finden Sie im Anhang. Lesen Sie die Abschnitte »Bachblüten« (S.130) und »AngstpatientInnen und Suizidgefährdung« (S.174). Es gibt immer (!) einen Ausweg. Mein persönlicher Rat: egal, an welche höhere Macht Sie glauben, eine innige Bitte um Hilfe verhallt nicht ungehört.

- falls Sie unter Dauereinfluss von Drogen, Alkohol oder starken Psychopharmaka stehen (Ansprechpartner wie oben). Medikamente nie abrupt absetzen! Das kann zu Krisen führen, denen Sie alleine nicht gewachsen sind. Sollten Sie wegen eines organischen Grundleidens Medikamente brauchen (speziell Herzmittel und Blutgerinnungshemmer), klären Sie die Vorgangsweise mit einem/einer GanzheitsmedizinerIn ab.

Von den genannten Fällen abgesehen ist Selbsthilfe nicht nur ungefährlich, sondern vielmehr geboten. Vicky Wall, die Begründerin von Aura-Soma (siehe S.136) hat diesen Aspekt der Selbstverantwortlichkeit bildhaft umrissen, als sie schrieb, TherapeutInnen müssten die Fähigkeit ihrer PatientInnen respektieren, selbst zu wissen, was ihnen am besten hilft. Edward Bach schuf seine Blütenmittel in der selben weisen Einsicht. Selbsthilfe bedeutet nicht Widerstand gegen die methodische Medizin, sondern es geht um Eigenverantwortung. Diverse gern verschwiegene Studien belegen, dass PatientInnen, die brav alle nur möglichen Vorsorgeprogramme wahrnehmen, kaum gesünder sind als Menschen, die erst zum Arzt gehen, wenn sie sich krank fühlen (vernünftige Lebensweise vorausgesetzt).

AKZEPTIEREN – EIN EINFACHER WEG

Auch Sie werden es anfangs nicht glauben, doch seien Sie versichert: die Krankheit Angst, so quälend ihre Symptome sein mögen, ist im Grund harmlos und ungefährlich. Was Sie erleben, gleicht einem makaberen Schauspiel, inszeniert von einem überforderten Geist und einem erschöpften Körper.

Das Wesen der Angst

Die Erfahrung, dass es so etwas Entsetzliches wie Panikattacken überhaupt gibt, ist für frischgebackene AngstpatientInnen ein Schock. Die Furcht, dabei in einer fremden Umgebung hilflos und »ausgeliefert« zu sein, steigert sich mit jedem Mal und treibt Betroffene in die völlige Isolation. Ärztliche Untersuchungen ergeben nichts Verdächtiges, und dennoch macht diese namenlose Panik Ihnen das Leben zur Hölle. Haben Sie an diesem Punkt nicht das Glück, sinnvolle Hilfe zu finden, nimmt eine typische »Angstkarriere« ihren Lauf. Das Geheimnis, der Angst zu begegnen, liegt jedoch im Gleichmut und dem Entschluss, sich dem Geschehen vertrauensvoll zu überlassen.

Eine einfache Lösung

Akzeptieren ist keine Wissenschaft, sondern entspringt dem gesunden Menschenverstand. Es bedeutet, die Symptome einfach »sein« zu lassen. Die australische Ärztin Dr. Weekes schildert in ihrem Buch *Selbsthilfe für Ihre Nerven* (⇨ Literaturangaben) wie sie PatientInnen mit so verschiedenen Störungen wie Zwängen, Depressionen und Ängsten denselben lapidaren Rat gab: akzeptieren Sie! Trotz sehr unterschiedlicher Ursachen zeigte sich bei allen Personen eine Besserung, nachdem sie gelernt hatten, ihre Symptome als Ergebnis natürlicher Erschöpfung zu deuten.

Akzeptieren nimmt der Angst ihre Ausdruckskraft, das Flair der tödlichen Bedrohung. Dr. Weekes riet Angstopfern, ihre Panikattacken einfach als elektrische Entladung entlang der sensorischen Nervenbahnen zu sehen, was sie ja auch sind. Nachdem der sengende Blitz eingeschlagen hat, kehrt wieder Ruhe ein. Alle Betroffenen haben den Eindruck, die Panik würde ewig dauern. In Wahrheit erreicht sie schnell den Gipfel und flaut dann ab. Nur durch ihre eigene »zweite Angst« reihen AngstpatientInnen Panik an Panik und das Ganze wirkt wie ein einziger »Anfall«.

Versuchen Sie, die Panik wie eine Welle über Ihrem Kopf zusammenschlagen zu lassen und fügen Sie keine neuen Horrorvisionen hinzu. Eine Agoraphobikerin würde einfach die Tür öffnen und nach draußen gehen. Sie würde ihre zitternden Beine weich wie Gummi sein lassen ohne weiter darüber nachzudenken. Dr. Weekes nannte diese Technik des Einfach-weiter-

Machens »Schweben«. Sobald die Betroffene sieht, dass ihre Gummibeine sie wirklich tragen und ihre Angst sie nicht umbringt, hätte sie den kurzen »rationalen Einblick« gewonnen, der für eine Wende nötig ist. Selbst wenn Sie nur ein paar Meter schaffen, macht das nichts. Sagen Sie ruhig: genug für heute! Niemals aber dürfen Sie in Panik kehrt machen, sondern erst nach Abflauen der ersten Angstwelle. Am nächsten Tag sollten Sie wieder hinausgehen und am übernächsten wieder, selbst wenn es nur die paar Schritte zum Gartentor sind. Es geht einzig um die Wahrnehmung, dass Sie könnten – ob Sie es nun tun oder nicht.

Rückschläge hinnehmen

Akzeptieren ist einfach, doch keinesfalls leicht. Es wird Ihnen dabei aber nichts Schlimmeres widerfahren als Sie ohnehin durchmachen. Der Angst ins Gesicht zu sehen heißt, scheinbar Tag für Tag von vorne zu beginnen, denn ein erschöpfter Körper erholt sich nicht so leicht. Rückfälle werden bewusst in Kauf genommen. Sie dienen der Überprüfung, ob Sie tatsächlich akzeptiert haben (die Einnahme der Bachblüten Gentian und Larch erleichtert die Sache). Viele meinen, Akzeptieren bedeute, sich mit der Krankheit abzufinden, doch das stimmt nicht. Es heißt vielmehr, sanft aber bestimmt Widerstand zu leisten – die Angst gleichsam auszuhungern.

Eine Angstpatientin, die sich heute miserabel fühlt, darf ruhig sagen: ich werde morgen gehen. Sie wissen selbst ganz genau, wann Sie sich drücken oder wirklich zu erschöpft sind, um einen Fuß vor den anderen zu setzen. Haben Sie deswegen keine Schuldgefühle. Selbst ein Angstopfer, das jahrelang »gesund« war, kann unvermittelt wieder einen Panikanfall erleiden, wird dann aber richtig reagieren. Betroffene, die nichts vom Akzeptieren wissen, fallen meist völlig in den Teufelskreis der Angst zurück.

Geht es wirklich ohne?

Die wenigsten AngstpatientInnen können glauben, dass man dieses entsetzliche Vernichtungsgefühl ohne chemische Beruhigung ertragen kann. Ich versichere Ihnen: Es ist entsetzlich, aber man kann. Medikamente behindern das Akzeptieren nur, weil sie die Symptome ja kaschieren. Bei extremer Panik oder um etwas Schlaf zu bekommen, ist eine Beruhigungstablette durchaus einmal legitim, doch lassen Sie es niemals zur Gewohnheit werden. Fähige ÄrztInnen sollten Sie in diesem Bemühen unterstützen.

Wenn Sie gerade beginnen zu akzeptieren, werden Sie sich nach jeder »Übung« fühlen, als hätten Sie die Hölle durchquert – und das stimmt auch. Wird Ihnen aber erst klar, dass Sie keine Verbrennungen davontragen, weicht die Verzweiflung langsam einem großen Triumphgefühl. AngstpatientInnen, die sich für das Akzeptieren entscheiden, stehen Medikamenten meist ohnehin kritisch gegenüber. Viele tragen ihre Pillen »zur Sicherheit« jahrelang mit sich herum, ohne sie je einzunehmen (eine ungefährliche und dennoch effektive Form der Psychopharmakotherapie). Eine Patientin erwischte in ihrer Panik statt des gewohnten Valiums eine Vitamintablette. Sie merkte es erst später, musste herzlich lachen und nahm von da an keine Medikamente mehr. All dies gilt unter der Voraussetzung, dass Sie organisch gesund sind. Dann steht dem Akzeptieren (außer der eigenen Mutlosigkeit) absolut nichts im Wege. Die Blütenmittel Hornbeam und Gorse helfen beim Durchhalten (⇨ Bachblüten, S.130).

Paradoxe Intention

Manchen AngstpatientInnen hilft ein simpler psychologischer Trick. Jede/r Betroffene weiß, dass Angst umso intensiver auftritt, je mehr man versucht, sie zu unterdrücken. Schon die negative Erwartungshaltung löst den Panikanfall aus.

Eine Methode, die sich dieses Wissen zunutze macht, ist die Paradoxe Intention. Der Ausdruck bedeutet soviel wie »absurdes Vorhaben« – denn die Geschichte funktioniert auch anders herum. Würden Sie nämlich versuchen, die Panik willentlich zu verstärken (wovor AngstpatientInnen meist zurückschrecken), so merken Sie bald, dass die Angst nicht zunimmt. Die Erklärung: sobald Sie den Versuch, gegen die Angst anzukämpfen aufgeben, entspannen Sie sich automatisch und die Panik nimmt ab. Gehen Sie dann auch noch zum Gegenangriff über, kann es leicht sein, dass unser Schreckgespenst selbst die Flucht ergreift. Ein Großteil der empfundenen Angst resultiert nämlich aus dem verzweifelten Versuch, die Kontrolle zu behalten. Zunehmende Angst ist die Folge zunehmender Anspannung. Auch die Paradoxe Intention (eigentlich eine willentliche Reizüberflutung), wird in der Praxis »in vivo« geübt (⇨ Verhaltenstherapie, S. 44). AngstpatientInnen begeben sich in gefürchtete Situationen und versuchen, die aufkommende Panik mit aller Kraft zu verstärken. Man bleibt so lange am Ort des Geschehens bis die Angst abflaut – und das tut sie immer.

Es ist allerdings gar nicht nötig, sich derart zu quälen. Es reicht, den Kampf gegen die Angst aufzugeben und zu akzeptieren. Denn selbst hundert erfolgreiche Versuche mit der Paradoxen Intention samt absolvierter Verhaltenstherapie schließen die Möglichkeit nicht aus, dass an einem »schlechten Tag« wieder alles daneben geht. Wenn Sie akzeptiert haben, können Rückfälle Sie nicht mehr völlig aus dem Gleichgewicht bringen. Was Sie einmal geschafft haben, schaffen Sie wieder!

Phytotherapie/Pflanzenheilkunde

Die Phytotherapie befasst sich mit der Anwendung pflanzlicher Heilstoffe in Form von Tinkturen, Säften, Medizinalweinen oder Auszügen aus getrockneten Heilpflanzen (Tees). Seit die Pharmaindustrie das Interesse von PatientInnen an dieser Heilmethode wahrgenommen hat, kommen vermehrt standardisierte Präparate auf den Markt.

Seit der Jahrhundertwende wurde das traditionelle Wissen um die Heilkraft der Pflanzen von eifrigen Verfechtern des medizinisch-technischen Fortschritts zunehmend verdrängt. Pflanzen wurden zwar als Rohstoff zahlreicher Medikamente genutzt, aber einer »Laborveredelung« unterzogen, um das Endprodukt patentieren zu können. Bis heute ist dies ein Hauptinteresse der pharmazeutischen Industrie. Dabei wird übersehen, dass viele Pflanzen in ihrer natürlichen Form oft anders und besser wirken als in konzentrierten Auszügen.

Die Praxis

Bei Heilpflanzen ist die Zubereitung von Teeauszügen – meist als Heißaufguss (Infus), als Abkochung (Dekokt – bei Wurzeln und Rinden) oder Kaltauszug die häufigste Anwendung. Diese Tees werden in einer Menge von 3/4 bis 1 Liter täglich (3-4 Tassen) über einen Zeitraum von 4-6 Wochen (höchstens 3 Monate) eingenommen. Danach legt man eine Pause ein bzw. wechselt zu anderen Pflanzen oder Mischungen.

> **Zubereitung von Heiltees:** 1-2 TL getrocknete Heilpflanze (bei Blüten eher mehr) werden mit 1/4 Liter kochendem Wasser übergossen; zudecken, 10 Minuten ziehen lassen und absieben. Für gewöhnlich werden

Medizinaltees nicht gesüßt und schluckweise lauwarm zwischen den Mahlzeiten getrunken.
Ausnahme: den lauwarmen (!) Tee mit wenig naturbelassenem Honig süßen.

Pflanzen gegen Angst und Nervosität – Sedativa und Nervena

Die drei Generalpflanzen zur Beruhigung des Nervensystems sind *Baldrian, Hopfen* und *Melisse*. Baldrian und Hopfen schmecken allerdings für meine Begriffe in Teegemischen ziemlich scheußlich. Eine Ausweichmöglichkeit sind Tropfen (Urtinkturen) oder eben Dragees, die einfacher einzunehmen sind. Im Handel gibt es eine Reihe guter Mischpräparate. Baldrian und Hopfen sind das Mittel der Wahl bei Angst und Herzsensationen (Dosierung laut Beipackzettel). Neben Arzneien mit Baldrian, Hopfen und Melisse gibt es ergänzend die *Passionsblume (Passiflora incarnata),* eine Heilpflanze, die man schon Soldaten im ersten Weltkrieg gegen die »Kriegsangst« verordnete. Ein gutes, höher dosiertes Kombi-Präparat in Verbindung mit Johanniskrauttee oder -saft wirkt als erste Hilfe bei Angstzuständen oft schon sehr gut. Eine sicher zu wenig beachtete Pflanze ist der *Kalifornische Goldmohn (Eschscholtzia californica).* Er fördert, vor allem zusammen mit *Hafer (Avena sativa)* die Entspannung und Schlafbereitschaft, ohne Gewöhnung oder Benommenheit zu verursachen.

Bewährte Teemischungen
(alle Tees im Heißaufguss, 3 Tassen täglich
über 4-6 Wochen)

Ein nervenwirksamer Tee, der auch gut schmeckt:

Weissdornblüten	20 g
Johanniskraut	30 g
Melisse	30 g

Orangenblüten 10 g
Lavendelblüten 10 g
Hagebuttenschalen 10 g
(eventuell mit Orangenblütenhonig oder
Lavendelhonigsüßen – das verbessert die Wirkung)

»Anti-Angst-Tee« zum Abwechseln:
Basilikum 30 g
Johanniskraut 30 g
Gänsefingerkraut 20 g
Melisse 20 g

Teemischung bei großer Erschöpfung und depressivem Zustandsbild:
Johanniskraut 30 g
Helmkraut 20 g
Salbei 20 g
Quendel (Feldthymian) 10 g
Rosmarin 10 g
Angelikawurzel 10 g

Bei Wetterfühligkeit und nervöser Unruhe:
Melisse
grüner Hafer
Orangenblüten
zu gleichen Teilen, gemischt auf 80-100 g

Gegen nervösen Schwindel und Übelkeit:
Melisse
Kamillenblüten
Lavendelblüten
Käsepappel
Fenchel
zu gleichen Teilen, gemischt auf 80-100 g

Zwei bewährte Mischungen bei PMS/Wechseljahresbeschwerden:

Frauenmantel	Löwenzahn (Kraut u. Wurzel)
Johanniskraut	Schafgarbe
Melisse	Ringelblume (Kraut u. Blüten)
weiße Taubnesselblüten	Salbei
Rotkleeblüten	Frauenmantel

Ebenfalls je zu gleichen Teilen auf 80-100 g mischen lassen. Diese Menge reicht für den angegebenen Zeitraum.

Johanniskraut – vom Hausmittel zum anerkannten Phytopharmakon

Schon lange haben WissenschaftlerInnen die herausragende Bedeutung des Johanniskrauts (Hypericum perfoliatum) als pflanzlichen »Tranquilizer« und natürliches Antidepessivum erkannt. Als Tee (Kraut und Blüten) oder Frischpflanzensaft bzw. in Präparatform über längere Zeit eingenommen, bessert diese Pflanze Angstzustände, Stressreaktionen und depressive Verstimmungen. Auch bei PMS und nervlichen Beschwerden in den Wechseljahren (siehe S.83) ist sie ausgezeichnet anwendbar. Die Wirkung von Johanniskraut setzt nach einer Anlaufzeit von 2-3 Wochen ein und hält nach 6-8 Wochen meist an.

Johanniskrautpräparate (z.B. »Kira 300« = LI 160) dulden allerdings (logischerweise) keine chemischen Antidepressiva neben sich und können deren Wirkung verändern. Falls Sie synthetische Präparate nehmen (v.a. Blutgerinngunsmittel), holen Sie unbedingt fachlichen Rat ein. Immer sollten Sie während der Anwendung von Johanniskraut, gleich in welcher Form, stärkere Sonnenbestrahlung meiden, da die Haut sehr lichtempfindlich wird. Insgesamt ist die Therapie mit Johanniskraut eine sinnvolle und praktisch nebenwirkungsfreie Form der Behandlung selbst ausgeprägter Depressionen und Ängste.

Mikronisate

Als Alternative zu Tee und Frischpflanzensäften sind viele weitere Heilpflanzen als pulverisierte Droge in Kapseln erhältlich. Fraglich ist hier, ob erstens die Dosierung ausreichend und zweitens die Wirkung dieselbe ist. Es stehen u.a. Auszüge von Lavendel, Melisse, Alfalfa und anderen nervenstärkenden Pflanzen zur Auswahl.
Mikronisat-Kapseln z. B. von Arkocaps sind in Apotheken erhältlich.

Kava Kava – der »Schatz der Südsee«

Kava Kava, auch »Rauschpfeffer« (*Piper methysticum*) genannt, ist eine in Polynesien beheimatete Pflanze. James Cook lernte auf seinen Weltreisen ein von den UreinwohnerInnen gebrautes, anregendes Getränk aus der Kava Kava-Wurzel kennen und brachte die Pflanze nach Europa. Bestimmte Inhaltsstoffe, die Kavapyrone, mildern Nervosität und Angstgefühle. Die typischen Begleitsymptome wie Herzklopfen, Schwindel oder Muskelschmerzen bessern sich. Es gibt erprobte, gut verträgliche Präparate (»Maoni« = LI 150 oder »Laitan 100«).

Die Wirkung von Kava Kava setzt nach etwa einer Woche ein und selbst bei langfristiger Einnahme besteht keine Gewöhnungsgefahr. Nebenwirkungen sind selten und verschwinden nach Absetzen des Präparats. Wegen möglicher Wechselwirkungen sollte auch Kava Kava weder mit chemischen Psychopharmaka noch mit hoch dosierten pflanzlichen Beruhigungsmitteln kombiniert werden. Gleichzeitiger Alkoholgenuss kann das Reaktionsvermögen beeinträchtigen (siehe S. 107).

Heilende Genusstees

- Grüner Tee
  Dieser Tee ist ein Liebling der Medien. Wunder wirkt er keine, doch sein regelmäßiger Genuss stärkt durch die enthaltenen Polyphenole das Immunsystem. Sein Gehalt an Zink macht ihn für AngstpatientInnen sehr interessant. Das aus Grüntee freigesetzte Koffein scheint Panikattacken nicht zu fördern (mindestens 5 Minuten ziehen lassen). Die Sorte »Bancha« ist besonders koffeinarm und verträglich. Zum Aufgießen von Grüntee immer nur kochendes und wieder auf 60-70 Grad abgekühltes Wasser verwenden, da sonst die Inhaltsstoffe verlorengehen.
  Eine Portion guter Grüntee kann bis zu 3 mal aufgegossen werden. Ist Ihnen der Geschmack zu intensiv, den ersten Aufguss nach 1 Minute wegschütten.

- Rooibos/Rotbuschtee (*Aspalathus linearis*)
  Rooibos ist koffeinfrei, wohlschmeckend und beruhigt das zentrale Nervensystem. Er wirkt nachweislich gegen Allergien. Ein ideales Tages- und Abendgetränk für AngstpatientInnen (normaler Aufguss).

- Roter Lapacho-Iperoxo (sprich Lapatscho Iperocho)
  Forschungsberichte über diesen Rindentee bescheinigen ihm ausgezeichnete Wirkung bei Infektionen, Immunschwäche, Pilzerkrankungen und Allergien bis hin zu Krebs. Er scheint auch Nervosität und Angst zu lindern. Lapacho-Tee ist koffeinfrei, reich an Mineralien (Kalzium!) und absolut verträglich.

  Anwendung: als tägliches Getränk (Aufguss), solange Sie ihn mögen; therapeutisch: 1 gehäuften EL Lapachorinde in 1 Liter Wasser 5 Minuten kochen und 15–20 Minuten zugedeckt ziehen lassen. Tagsüber warm oder kalt trinken (mindestens 5-6 Wochen). Nebenwirkungen (Verstopfung, Hautreaktionen) sind selten.

Achten Sie bei Lapacho besonders auf Qualität (handgeerntet und rückstandskontrolliert).

- Grüner Hafer-Tee
  Grüner Hafer wirkt aufgrund der enthaltenen Phytohormone sehr günstig bei Wechseljahresbeschwerden und PMS (siehe S.79). Die Inhaltsstoffe des Hafers bessern Erschöpfung und Nervosität.

- Mu-Tee
  Mu-Tee ist ein makrobiotisches Getränk mit Ginseng und anderen Kräutern. Günstig bei Frauenleiden und in den Wechseljahren.

- Ayurvedische Tees
  Vata-, Pitta- oder Kapha-Tee harmonisieren das jeweilige Dosha (⇨ Ayurveda, S.111). Für die meisten AngstpatientInnen wird Vata-Tee in Frage kommen. Es gibt auch standardisierte Teemischungen, z.B. »Frauentee« und »Männertee«, die zur allgemeinen Beruhigung und Stärkung nützlich sind.

- Ayurvedischer Edelsteintee
  Dieser Tee ist eine spezielle Mischung aus Kräutern, Gewürzen und Rinden mit feinst pulverisierten Edelsteinen. Er eignet sich zur allgemeinen Stärkung und gleicht Mängel aus (⇨ Lithotherapie, S.133/Biologische Nährstoffergänzungen, S.159).

- Padma-Tee »Für die Frau«
  Diese tibetische Rezeptur wirkt stabilisierend auf den weiblichen Zyklus und ist als tägliches Getränk in jedem Alter sehr zu empfehlen (⇨ Tibetische Medizin, S.119).

Bezugsquellen zu allen genannten Präparaten und Tees finden Sie im Anhang.

Hinweise:
Präparate aus den Heilpflanzen *Baldrian, Hopfen oder Passionsblume* (Tropfen, Dragees oder Kapseln) sind in großer Auswahl rezeptfrei in Apotheken erhältlich. Es gibt auch gute Kombinationen mit Melisse bzw. Hafer (z.B. *SEDA K* oder *PasseLYT*-Tropfen). Kalifornischer Goldmohn (*Eschscholtzia*) ist enthalten in *Phytonoxon N* oder *Requiesan*. Lassen Sie sich umfassend beraten. »Hochdosiert« muss nicht immer besser wirksam bedeuten, man kann die Verträglichkeit in niedriger Dosierung leichter austesten. Achten Sie lieber auf die Reinheit von Kapseln oder Dragees (keine Farb- und Konservierungsstoffe).

Johanniskrauttee aus schadstoffkontrollierter Herkunft ist in der Wirkung mit Sicherheit unvergleichlich, da in ihm die Gesamtheit aller (sekundären) Pflanzenstoffe vorliegt. Ähnliches gilt für Frischpflanzensaft. Sollte eine solche Kur nicht ausreichend anschlagen, versuchen Sie ein Fertigpräparat (siehe dazu die Hinweise zu PMS und Wechseljahre auf S.83). Die Kombination von Johanniskrautpräparaten mit chemischen Psychopharmaka ist zu unterlassen.

In letzter Zeit wurde bei standarisierten Auszügen vermehrt von Nebenwirkungen berichtet. Sie sind ein Indiz dafür, dass hochdosierte Auszüge aus Trockenpflanzen eben anders wirken. Die Wirkung einer Tee- oder Saft-Kur wird vermutlich langsamer, aber dafür nachhaltiger eintreten. (Beachten Sie jedenfalls die vermehrte Lichtempfindlichkeit der Haut während einer Johanniskraut-Behandlung: keine Sonnenbäder, kein

Solarium!). Strittig ist, ob eine Johanniskraut-Therapie die Wirkung der Pille abschwächt, und wenn, wird das kaum für Tee und Saft gelten.

Kava-Kava Wurzel (nicht als Tee zu trinken) ist in höher dosierter Form z.B. erhältlich als *Maoni* = LI 150 von Lichtwer Pharma (gut untersucht); außerdem als *Laitan 100*, Kava-Dragees von Hevert oder *Kavasedon* (Österreich).
Achten Sie bei Kava-Kava-Präparaten auf die Dosierung. Für die optimale Wirksamkeit wird ein Gehalt ca. 45 mg Kavapyronen pro Dragee oder Tablette empfohlen. Von diesen nimmt man 1-2 Stück täglich. Kombinieren Sie auch Kava-Kava nicht mit chemischen Psychopharmaka, da sich ernste Nebenwirkungen ergeben können. Kava-Kava nicht in Schwangerschaft und Stillzeit einnehmen.

Bei der generalisierten, depressiv gefärbten Angststörung ist durch die kombinierte Anwendung von Johanniskraut und Kava-Kava eine nachhaltige Besserung zu erzielen. Am günstigsten scheint in diesen Fällen die Kombination von Johanniskraut-Tee mit einem Kava-Kava-Präparat. Es gibt auch fertige Kombinationspräparate (z.B. *Hewepsychon duo*).

Homöopathie

1790 fand der deutsche Arzt Samuel Hahnemann in Selbstversuchen mit Chinarinde heraus, dass Substanzen, die bestimmte Beschwerden erzeugen, in winzigen Mengen Krankheiten mit ähnlicher Symptomatik heilen können (sogenannte Simile-Regel, von lateinisch »similis« = ähnlich).

Die verwendeten tierischen, mineralischen und pflanzlichen Ausgangsstoffe werden dazu einer Verschüttelung mit Wasser/Alkohol bzw. Verreibung mit Milchzucker unterzogen. Es entsteht eine sogenannte Potenz. Bei uns erfolgt diese Potenzierung meist in Zehnerschritten, wobei ab der 6.Stufe (Bezeichnung D6 oder 6 X) nur noch 1 Teil der Ursubstanz auf eine Badewanne voll Lösungsmittel kommt. In höherer Verdünnung ist der Ausgangsstoff nicht mehr nachweisbar. Dennoch bewirken gerade Hochpotenzen (D200 und mehr) oft verblüffende Heilungen.

Die Kunst homöopathischer Therapie besteht nun darin, für Sie als AngstpatientIn ein Simile-Mittel zu finden, das genau Ihre Symptome wiederspiegelt. Die klassische Hömöopathie arbeitet ausschließlich mit Einzelsubstanzen und oft sind mehrere Versuche nötig, bis der Erfolg eintritt. In der Schulmedizin ist das ja auch kaum anders.

Anwendung

Die Mittel erhalten Sie in Apotheken als Tropfen, Kügelchen (Globuli) oder Tabletten. Eine Gabe bedeutet 5 Tropfen (eventuell in ein wenig Wasser), 3-5 Globuli oder 1 Tablette direkt unter die Zunge. 6er Potenzen gibt man 3 mal, 12er 1 mal täglich. Bei der D30 reichen 1-2 Gaben wöchentlich.

Bei seelischen Problemen ist die D12 günstig, aber ein passendes Mittel wird in jeder Verdünnung wirken. Sollten Sie nur Centesimal-Potenzen (C6, 6c oder 6 CH) bekommen, können Sie dieselbe oder eine niedrigere Zahl wählen. Am wichtigsten ist: sobald sich eine Besserung zeigt, die Einnahme beenden, sonst könnte der Erfolg ins Gegenteil umschlagen. Eine leichte Erstverschlimmerung nach der ersten Gabe ist harmlos und eher ein Zeichen für die richtige Mittelwahl. Essen und trinken Sie eine halbe Stunde vor und nach der Einnahme nichts und verzichten Sie auf chemische Zahnpasten, kampferhaltige Einreibungen und Genussmittel. Die Homöopathika nicht mit Hitze oder Metall (Löffel) in Berührung bringen. Eine homöopathische Behandlung harmoniert gut mit Bachblüten und Aura-Soma (siehe S.130 bzw. S.136). Aromatherapie oder Teekuren könnten die feinstoffliche Wirkung aufheben. Neben Psychopharmaka können die Mittel aber gegeben werden.

Selbsthilfe

Für den Umgang mit Einzelsubstanzen werden Sie das nötige Grundwissen meist (noch) nicht haben. Bei Panik und Agoraphobie können Sie es mit Argentum nitricum D6 oder 12 versuchen. Weitere angstwirksame Substanzen sind u.a. Aconitum, Gelsemium, Arsenicum album, Lachesis oder Sepia. Lesen Sie in einem guten Ratgeber (⇨ Literaturangaben) die Charakteristika dieser Mittel nach, um herauszufinden, ob eines (oder auch ein ganz anderes) auf Sie passt. Sie können auch gute Erfolge mit den Komplexmitteln (aus mehreren Substanzen) erzielen. Verlangen Sie dazu die in Apotheken erhältlichen Broschüren. Solche Mischungen werden zwar von gewissen HomöopathInnen als »Laienspielzeug« abgetan, sie wirken aber oft sehr gut.

Wenn Sie eine professionelle Therapie anstreben, wenden Sie sich an ÄrztInnen/HeilpraktikerInnen, die Homöopathie aus Überzeugung und nicht bloß »so nebenbei« betreiben (⇨ Adressen im Anhang). Dass jemand Ihnen ein (Schnellsieder) Diplom vorweist, hat wenig zu sagen. MeisterInnen eines Faches eilt ihr Ruf ohnehin voraus.

Viele Infos bietet außerdem die Internetadresse www.homic.de

Biochemie nach Dr. Schüssler

Der deutsche Mediziner Dr. Wilhelm H. Schüssler entwickelte die »Zellsalzlehre«. Er vermutete, dass Krankheiten durch ein Ungleichgewicht der Gewebesalze zustande kämen. Die Original-Schüssler-Biochemie arbeitet mit 12 (streng genommen nur 11) unbedingt lebensnotwendigen Mineralien, die ständig im Blut zu finden sind. Werden sie in potenzierter Form zugeführt, gleichen sie Störungen im Zellhaushalt aus und regen kranke Organe an, wieder vermehrt Mineralien aus der Nahrung aufzunehmen. Die Schüssler-Salze sind als Tabletten in einer Potenzierung von D6 bzw. 12 erhältlich.

Selbsthilfe für AngstpatientInnen

Aus der Reihe der Mineralsalze ist bei Ängsten vor allem an Kalium phosphoricum D6 zu denken, ein Generalmittel für alle Erschöpfungszustände und vegetativen Beschwerden. Außerdem wirkt es entgiftend. Bei nervösem Herzklopfen, Schlaflosigkeit, Migräne und Nervenschmerzen ist Magnesium phosphoricum D6, auch »Heiße Sieben« genannt, hilfreich, weil Sie im Akutfall 10 Tabletten davon in einem Glas heißem Wasser auflösen und schluckweise trinken können. Auch Calcium phosphoricum D12 ist ein wirksames Angst- und Nervenmittel. Entdecken Sie an sich dunkle Augenringe, ist auch die Gabe von Ferrum phosphoricum D12 ratsam.

Nach Schüsslers Tod wurde der Therapieplan von Anwendern um weitere biochemische »Ergänzungsmittel« bereichert. Sie gehören nicht zum klassischen Verfahren, bringen aber oft den Durchbruch. So kann das Mittel Kalium aluminium sulfuricum nervöse Schwindelgefühle bessern, Zincum chloratum ist bei Nervenüberreizung und Lithium chloratum bei Depressionen nützlich. Calcium carbonicum ist wertvoll, falls andere Mittel nicht geholfen haben.

Einnahme

Für gewöhnlich nimmt man je 2-4 Tabletten 3 mal täglich, entweder 30 Minuten vor oder eine Stunde nach den Mahlzeiten. Im Akutfall kann diese Dosis alle 10 Minuten verabreicht werden. Man lässt die Tabletten langsam im Mund zergehen. Wie Homöopathika wirken sie schon über die Mundschleimhaut. Man kann mehrere Mittel durchaus kombinieren, braucht dazu aber etwas Erfahrung. Schüsslersalze werden bis zur Besserung genommen, das kann auch Monate dauern. Nebenwirkungen gibt es nicht. Ich habe ausgezeichnete Erfahrungen mit der Schüssler-Therapie. Lesen Sie darüber mindestens ein gutes Buch (⇨ Literaturangaben). Zusammen mit Bachblüten (siehe S.130) ist die Methode ideal zur Stärkung von Körper und Seele.

AYURVEDA

Ayurveda bedeutet »Wissenschaft vom Leben«. Die vedische Medizin entstammt den jahrtausendealten Traditionen Indiens und ist vermutlich das älteste Gesundheitssystem der Welt.

Das überlieferte Wissen wurde im 20. Jahrhundert von Maharishi Mahesh Yogi zusammen mit führenden ÄrztInnen überarbeitet und die alten Schriften wurden als »Maharishi Ayur-Veda« in eine im Westen praktisch anwendbare Form gebracht. Wie alle fernöstlichen Systeme berücksichtigt der Ayurveda die Individualität des Menschen. Hauptaspekt jeder Therapie ist es, wieder den Bezug zum eigenen Selbst zu finden.

Die drei Doshas

Aus ayurvedischer Sicht verfügt der menschliche Organismus über drei große Regelkreise (Doshas oder Humoren). Sie wer-

den Vata, Pitta und Kapha genannt. Ist ihre individuelle Balance gestört, treten Krankheiten auf.
- **Vata** (»Wind«) steht für Bewegung. Vata-betonte Menschen neigen zu Sorgen und Nervosität. Gerät Vata aus dem Gleichgewicht, entstehen Schmerzen, Angst und Unruhe.
- **Pitta** (»Galle«) beschreibt den Stoffwechsel. Pitta-Menschen sind »hitzig«. Gestörtes Pitta erzeugt Leberprobleme und Aggressionen.
- **Kapha** (»Schleim«) hängt mit den Körperflüssigkeiten zusammen. Zuviel Kapha kann Depressionen begünstigen.

In diesem Schema werden AngstpatientInnen am ehesten unter den Vata-Menschen zu finden sein.

Praxis

Die ayurvedische Diagnostik umfasst so ausgereifte Methoden wie eine exakte Pulsdiagnose, mit welcher der Gesamtzustand einer/s Kranken erfasst werden kann. Therapeutisch kommen Ernährungstherapie, Pflanzen, Edelsteine und Mineralien, Aromaöle, Meditation und Yoga sowie diverse Reinigungskuren zum Einsatz.

Eine umfassende ayurvedische Behandlung kann in einem entsprechenden Therapiezentrum bzw. durch geschulte ÄrztInnen erfolgen (⇨ Adressen), doch gibt es auch nützliche Mittel zur Selbstanwendung.

Selbsthilfe bei Stress, Unruhe und Angst

Vata-Tee (eine spezielle Kräutermischung) beruhigt die Nerven und lindert Schmerzen. Vata-Churna (sprich: Tschurna) ist eine entsprechende Gewürzmischung für die Küche. Als schlafförderndes Nerventonikum gilt süßes Mandelöl (morgens und abends 1TL in etwas frischer Milch). Einige Tropfen Vata-Aromaöl auf das Kopfkissen (Taschentuch) oder in der Duft-

lampe bewirken guten, erholsamen Schlaf.
Das Herz gilt im Ayurveda als Sitz von »Ojas«, jener Nahrungsessenz, die alle Körpergewebe nährt. Frisches Obst und Gemüse, Mandeln, frische, kurz abgekochte Milch und Honig enthalten herzstärkendes Magnesium und Kalium. Vata-Störungen erzeugen Unruhe, Angst und Herzklopfen. Die Herzneurose (siehe S.60) ist eine typische Vata-Erscheinung. Der Ayurveda empfiehlt dagegen u.a. das Pulver der Galgantwurzel (siehe auch »Hildegardmedizin«). Für »Galgant-Tee« wird eine Messerspitze Galgant in einer Tasse heißem Wasser aufgelöst. Noch besser wirkt oft Galganthonig (½ TL Galgant in 3 TL Honig einnehmen). Auch »Amrit Kalash«, ein ayurvedisches Stärkungsmittel, ist nervenwirksam. Sehr gut zur inneren Reinigung ist eine Heißwasser-Trinkkur: gutes Quellwasser mit einer Prise Ingwerpulver 10 Minuten abkochen, in eine Thermoskanne füllen und tagsüber immer wieder schluckweise trinken (einige Wochen lang).

Ayurvedische Ernährung

Der Ayurveda empfiehlt vorwiegend vegetarische Kost. Eine Einschränkung des Fleischverzehrs bringt jedenfalls Vorteile. Vielleicht vertragen Sie – wie ich – Rohkost sehr schlecht und essen selbst im heißesten Sommer gerne warme Speisen. Das sollte Sie nicht verwundern, denn wahrscheinlich sind Sie auch ein vata-betonter Typ. Das Vata-Dosha wird durch rohes, kaltes Essen zusätzlich angeregt und AngstpatientInnen fühlen sich dadurch noch elender.

Als »Vata-Mensch« werden Sie eher nach Suppen und warmen Speisen verlangen. Essen Sie reichlich gedämpftes Gemüse mit etwas »Ghee« (reines Butterschmalz). Kurz gekochte Nahrung ist nicht unbedingt wertloser als Rohkost, sie hat nur andere Qualitäten. Günstig für das Vata-Dosha sind Reis (Basmati, Vollreis), Dinkel, rote Linsen, Mungbohnen und frische (!) Milchprodukte.

Sollten Sie Milch nicht vertragen, liegt das meist an falscher Essweise (keine Milch mit salzigen und sauren Speisen) oder schlechter Qualität (Überlagerung, Massentierhaltung). In Indien wird frische Milch meist als »Lassi« (Joghurt-Wasser-Mischung mit Gewürzen) genossen, was sie leicht verdaulich macht.

Meiden Sie als Vata-Typ große Mengen Rohkost, rohes Getreide (Müsli!), herbes Obst und zuviel Honig und Zucker. Als NichtvegetarierIn essen Sie Geflügel und Meerestiere, und schränken Sie Eier ein. Vata-ausgleichende Gewürze sind frischer Ingwer, Kardamom, Kreuzkümmel, Anis, Fenchel, Basilikum, Zimt, Nelken und Muskat.

Zutaten für die ayurvedische Küche erhalten Sie in vielen Gewürz- und Asienläden, Tees und ayurvedische Spezialitäten bei speziellen Versandhäusern oder Ayur-Veda-Zentren (⇨ Adressen im Anhang).

CHINESISCHE NATURHEILKUNDE (TCM)

Wer die traditionelle chinesische Medizin (TCM) verstehen will, muss die westliche Art des Denkens, die sture Orientierung an Messbarem über Bord werfen.

Aus chinesischer Sicht ist der Mensch ein Kosmos im Kleinen, beseelt von den selben Kräften wie die übrige Schöpfung. Das fernöstliche Denken beruht auf der Vorstellung ewigen Fließens (Dao). Das Universum ist durchdrungen von »Qi« (andere Schreibweisen: Ji, Chi oder Ki), der allumfassenden Lebenskraft. Unser Körper nimmt Qi mit der Atemluft und über die Nahrung zu sich. Dem Abbau dieser Vitalenergie entgegenzuwirken bzw. sie zu stärken war seit jeher Aufgabe der chinesischen Naturheilkunde, die derzeit wieder großen Zulauf erfährt.

Yin und Yang

Yin und Yang symbolisieren die beiden gegensätzlichen Pole der universellen Lebenskraft Qi. Das runde Piktogramm zweier ineinander fließender Tropfen haben Sie bestimmt schon gesehen. Gesundheit entspricht einem dynamischen Gleichgewicht von Yin und Yang. Diese beiden Kräfte spiegeln sich auch in unserem autonomen Nervensystem (Sympathikus = Yang und Parasympathikus = Yin). Qi-Blockaden äußern sich in der bekannten Vegetativen Dystonie. Im alten China nannte man dieses Leiden »Die hundert Übel«.

Die Praxis

Nach einer gründlichen Untersuchung (Puls- und Zungendiagnose, Begutachtung von Stimme, Geruch und Gehaben der/s PatientIn) samt einer Befragung über Lebens- und Ernährunsgewohnheiten, würde ein Praktiker der chinesischen Medizin einer/m AngstpatientIn vielleicht ungefähr das Folgende sagen: Ihre Angstzustände hängen mit einem Ungleichgewicht des »Nieren-Qi« zusammen, die Emotion Angst ist nämlich dem Funktionskreis »Nieren« zugeordnet. Auch Wille und Ausdauer sind eine Leistung der Nieren, daher kann ein/e Angstpatientln sich leichter erholen, wenn Nieren und Blase gestärkt werden. Ist das »Nierenfeuer« erst erschöpft (wie es durch Stress geschieht), so schwächt das auch den »Mittleren Erwärmer«, was wiederum zu »mangelndem Milz-Qi« führen kann. Dieser Zustand wird durch eine chaotische Ernährung noch verschlimmert. Übelkeit, Druckgefühle am Herzen oder Migräne deuten zudem auf eine »Milz-Feuchtigkeit« (Stauung) hin, die behoben werden muss. Als westliche Frau leiden Sie wahrscheinlich auch an »stagnierendem Leber-Qi« (oft der Fall beim prämenstruellen Syndrom) oder sogar an »Blutmangel«, der sich durch Herzklopfen, Unruhe und Rückenschmerzen bemerkbar macht.

Das und vieles mehr kann die chinesische Medizin aus genauen

Beobachtungen schließen. Anders als westlichen Medizinerinnen ist TCM-ÄrztInnen eine detaillierte Schilderung von Symptomen willkommen, denn sie dient als Wegweiser für die individuelle Therapie.

Behandlungswege der TCM

Die chinesische Naturheilkunde unterscheidet zwischen »inneren« und »äußeren« Krankheitsauslösern, zwischen Faktoren wie Wind, Feuchtigkeit, Kälte oder Hitze, krankmachenden Emotionen und Ernährungsfehlern. Das Befolgen einer geordneten Ernährungsweise gehört daher zu den Grundmaßnahmen jeder Therapie. Erst zweitrangig kommen verschiedene Massagetechniken (Tuina), Akupunktur oder Medikamente (z.b. spezielle Tees) zum Einsatz. Daneben spielen Bewegungs- und Atemübungen (Taijiquan, Qigong) eine wichtige Rolle.

Für AngstpatientInnen wäre es sinnvoll, »warme« Speisen mit »aufsteigender Energie« zu essen (wenig Rohkost!), die den »Mittleren Erwärmer« stärken. Sehr heilsam sind z.B. Kastanien, wie sie auch die Hildegard-Medizin (siehe S.125) empfiehlt. Zucker, Schokolade und Genussmittel dagegen schwächen das »Nierenfeuer«. Die derzeit im Westen populäre »Ernährung nach den fünf Elementen« kann hier Anregungen bieten (⇨ Literaturangaben).

Qigong-Kugeln

Sicher haben Sie in Asien-Shops schon welche entdeckt, ohne zu wissen, wofür sie gut sind. »Qigong« bedeutet »Arbeit mit dem Qi«. Schon die Kaiser der alten Ming-Dynastie benutzten Qigong-Kugeln zur Erhaltung von Gesundheit und Vitalität. Sie bestehen meist aus Stahl (mit Klang) oder Stein (Marmor, Jade). Lässt man sie in der Hand umeinander rotieren, üben die Kugeln aufgrund ihres Eigengewichts eine Druckmassage auf die Reflexzonen der Hand aus und verbessern so den Qi-Fluss im ganzen Körper. Regelmäßiges Üben mit den chinesischen »Schatzkugeln« zeigt gute Resultate bei Erschöpfungs- und Unruhezuständen. Für AngstpatientInnen sind sie eine ausgezeichnete Möglichkeit der Beruhigung. Selbst in chinesischen Krankenhäusern werden sie mit Gewinn therapeutisch eingesetzt.

Diese Einführung kann natürlich nur Teilaspekte der TCM aufzeigen. Für eine umfassende Beratung wenden Sie sich an die im Anhang genannten Adressen.

Akupressur

Die Akupunktur (Nadelung bestimmter Hautpunkte entlang der Qi-Leitlinien = Meridiane) gilt inzwischen auch in der westlichen Medizin als »anerkannt«. In Asien jedoch lernen schon Kinder, wie man sich durch Akupressur, eine Fingerdruckmassage bestimmter Körperpunkte, selbst von Beschwerden befreien kann.

Wie präzise die Kenntnis dieser »Lebensadern« oder Meridiane tatsächlich ist, zeigt am eindrücklichsten das streng gehütete Geheimnis des »dim mak« (auch verzögerter Totschlag genannt). Einige Meister fernöstlicher Kampftechniken sollen fähig sein, ihren Angreifer durch kurzen gezielten Druck auf bestimmte Körperstellen tödlich zu verletzen. Der »Totschlag« wird zum Zeitpunkt maximaler Verletzlichkeit des Qi-Flusses ausgeführt und kann Organe und Kreislauf zum Stillstand bringen ohne Spuren von Gewalteinwirkung zu hinterlassen.

Selbsthilfe bei Nervosität, Erschöpfung und Angst

Auf allen gedachten Leitbahnen des Qi existieren Einlasspunkte, die durch ihre Breitenwirkung zur Selbstbehandlung geeignet sind. Wirksame Hilfe bei Angst und Erschöpfung bringt vor allem die Aktivierung der Punkte *Zusanli* (»Dritter Weiler am Fuß«). Diese beiden auch in der Akupunktur vielbenutzten »Magenpunkte« beeinflussen die Symptomatik der Vegetativen Dystonie günstig. Die Punkte heißen deshalb auch »Göttliche Gleichmut«. Sie liegen schräg außen an den Unterschenkeln, eine Handbreit unter dem Knie. Legt man im Sitzen die Handflächen genau auf die Kniescheiben, so befindet sich der Zusanli jeweils an der Spitze des Ringfingers. Massieren Sie die Punkte mit dem Daumen kreisförmig abwärts ohne den Finger von der Haut abzuheben. Dauer: etwa eine Minute 3-4 mal täglich, erst links dann rechts; bei akuter Angst auch öfter.

Eine gute Ergänzung bildet der *Sanyinjiao*, eine Handbreit (drei Daumenbreit) über dem inneren Fußknöchel. Der Punkt liegt auf mehreren Leitbahnen (»Vereinigung der drei Yin«) und ist sehr wirksam bei Störungen der »Mitte«, blockierter »Nieren- und Leber-Energie«. Die schweren Beine von AgoraphobikerInnen sind auch eine Folge solcher Energieblockaden und bessern sich im Laufe der Behandlung. Der Punkt hilft außerdem bei Wechseljahresbeschwerden, Migräne und PMS (siehe S.76).

Um den Funktionskreis »Niere« zu stärken, eignet sich zudem der Punkt *Yongquan* an der Fußsohle. Der Ausdruck bedeutet »Emporsprudelnde Quelle« und ermöglicht bei großer Erschöpfung die Bereitstellung neuer Kraftreserven. Der Yongquan bessert auch Schlaflosigkeit und nervöses Herzklopfen. Die beiden Punkte liegen zwischen Groß- und Kleinzehenballen im vorderen Drittel der Fußsohlen. Legen Sie den Fuß entspannt auf das andere Knie und massieren Sie die Punkte mit dem Daumen.

Herzunruhe und Angst bessert außerdem der Punkt *Shenmen* (»Breite Straße der Heiterkeit«), innen am Handgelenk der Kleinfingerseite – direkt gegenüber der Stelle, wo man den Puls misst. Diese Punkte helfen, das »Ur-Qi des Herzens« zu kanalisieren. Der Punkt *Shanzhong* in der Mitte des Brustkorbs auf der gedachten Linie zwischen den Brustwarzen ist ein Sammelpunkt des Qi. Seine Aktivierung erleichtert Beklemmungsgefühle im Brustbereich. Oft ist er deutlich schmerzhaft. Für gewöhnlich werden Sie mit diesen in der TCM oft empfohlenen Punkten gute Erfolge verzeichnen. Eine Behandlung zu vieler Punkte wäre eher nachteilig.

Allgemeine Hinweise

Lassen Sie sich Zeit, die Akupressurpunkte aufzufinden und auszutesten. Sie sind in der Regel druckempfindlicher als ihre Umgebung. Arbeiten Sie in entspannter Haltung (Sitzen) durch mittelstarken Druck (Daumen bzw. Zeigefinger) ca. 1 Minute je Punkt, 3-4 mal täglich; bei Punktepaaren zuerst links, dann rechts massieren. Während Menstruation oder Schwangerschaft sanfter vorgehen. Sollten Missempfindungen wie Übelkeit oder Schwindel auftreten, spricht das eher für die richtige Wahl des Punktes. Akupressieren Sie dann zusätzlich den Punkt *Renzhong* in der Mitte der Furche zwischen Nase und Oberlippe.

Für eine professionelle Akupunkturbehandlung wenden Sie sich an die im Anhang genannten Adressen. Leider sind auch für TCM-ÄrztInnen Schnellsiederkurse von einigen Wochen verbreitet. Fragen Sie nach ExpertInnen, die das Ganze länger gelernt und auch genügend Erfahrung damit haben. Es ist Ihr gutes Recht, Qualität zu fordern – schon weil die Behandlungen nicht billig sind. Auch die HeilpraktikerInnen-Verbände erteilen Auskunft (⇨ Adressen im Anhang).

Tibetische Medizin

Die traditionelle Medizin Tibets entwickelte sich relativ unabhängig von anderen östlichen Systemen. Sie ist in ihrer Geschlossenheit und Logik einzigartig. 1996 löste der Schweizer Regisseur Franz Reichle mit seinem Dokumentarfilm »Das Wissen vom Heilen« eine Welle des Interesses aus. Er hatte fünf Jahre im ostsibirischen Burjatien verbracht und dort selbst die Wirksamkeit der tibetischen Heilkunde erfahren. Durch seinen Film brachte er einem westlichen Publikum das Schicksal des von China unterdrückten tibetischen Volkes nahe und bot Einblicke in ihre alte buddhistische Medizintradition. Das Oberhaupt Tibets, S. H. der 14. Dalai Lama sorgt heute vom indischen Exil Dharamsala aus dafür, dass die Tibetische Medizin weiterhin gepflegt und gelehrt wird. Inzwischen kommen regelmäßig tibetische »WanderärztInnen« in europäische Tibet-Zentren und stehen westlichen PatientInnen für Konsultationen zur Verfügung (⇨ Adressen im Anhang). Die von ihnen empfohlenen tibetischen Heilmittel können sogar direkt aus Indien bezogen werden.

Tibetische Medizin im Westen

Auch die Tibetische Medizin betrachtet gemäß östlicher Denkweise jede Krankheit als Störung der harmonischen Körperenergien. Unsere Gesundheit leidet vor allem durch die sogenannten »drei Geistesgifte« (Gier, Hass, Verblendung) oder eine ungeeignete Ernährung. Man erkennt hier überaus moderne psychosomatische Ansätze. Die Pulstastung als Diagnosemittel wurde von den Tibetern zur höchsten Vollendung gebracht. Eine Spezialität ihrer Medizin sind Kräuterarzneien, die aus bis zu 165 Komponenten bestehen. Einige dieser Rezepte gelangten bis nach Europa und zwei davon werden von einer schweizer Firma in standardisierter Form hergestellt. Das Präparat »Padma 28« wird weltweit beforscht und ist frei erhältlich, da es eine natürliche Breitbandarznei zur Harmonisierung des Immunsystems darstellt.

Padma 28 stärkt Körper und Seele

Padma 28 eignet sich gut zu Selbsthilfe bei Erschöpfungszuständen. Es hat keine Nebenwirkungen und durch seinen immunstimulierenden Effekt verbessert es auch das seelische Befinden. Für mich war Padma 28 neben Bachblüten und Schüssler-Salzen ein Generalmittel zur Genesung. Meine Erfahrungen waren so gut, dass ich beschloss, ein Buch über diese Kräuterarzneien zu schreiben (⇨ Literaturangaben). Bisher erkennt die medizinische Forschung nur den adernschützenden Effekt von Padma 28 an, doch bestätigen viele AnwenderInnen, dass sie sich nach einigen Monaten auch seelisch erholter fühlten. Sie können Padma 28 ohne Bedenken über längere Zeit nehmen (2-4 Stück täglich mit viel Flüssigkeit). Der Geschmack ist etwas streng, das muss so sein und ist ein Zeichen unverfälschter Inhaltsstoffe – man gewöhnt sich schnell daran. Aufgrund seines Wirkprofils könnte Padma 28 auch die Symptomatik der Herzneurose lindern. Hier würden mich positive Erfahrungen meiner LeserInnen besonders interessieren.

HYDROTHERAPIE – WASSERANWENDUNGEN FÜR KÖRPER UND SEELE

Dem Wasser wurden seit jeher gesundheitsfördernde Eigenschaften zugeschrieben. Wasseranwendungen aktivieren die Abwehrkräfte des Körpers und regen ihn zur Selbstheilung an. Mit der Hydrotherapie ist der Name von Pfarrer Sebastian Kneipp untrennbar verbunden. Er kurierte seine eigene Lungentuberkulose durch kalte Bäder und machte die »Wasserkur« international berühmt.

Kneipp und die Nerven

Schon Kneipp erkannte, dass viele PatientInnen erst dann auf seine Wasserkur ansprachen, wenn man »Ordnung in den Zustand ihrer Seele hineinbrachte«. Er zeigte großes Mitgefühl für nervös erkrankte Menschen und beschrieb auch die Herznervosität als eine »nicht zu verscheuchende Furcht vor Herz- oder Gehirnschlag«. Kneipp verordnete dagegen Bewegung an frischer Luft, vorwiegend vegetarische Ernährung sowie eine geregelte Arbeits- und Lebensweise. Ungünstig beurteilte er den Aufenthalt in Sanatorien. Er meinte, der ständige Umgang mit Leidensgenossen behindere die Genesung.

Kneipp-Anwendungen bei Erschöpfung und Angst

Eine eiserne Regel vorab: niemals kalte Anwendungen auf den kalten Körper. Vorher für die nötige Erwärmung durch Bewegung oder heiße Duschen sorgen! Tun Sie auch nie des Guten zuviel. Ein bis zwei Anwendungen pro Tag genügen.

- Sehr wirksam ist das *Wassertreten*: Füllen Sie eine Badewanne mit kühlem Wasser bis zur halben Wadenhöhe und stolzieren darin wie ein Storch umher (den Fuß jedesmal ganz aus dem Wasser heben), 20-30 bedächtige Schritte. Danach nicht abtrocknen, warme Socken anziehen und bis zur Erwärmung herumgehen oder ins Bett legen.

- Auch das *Tautreten* (Gehen in nassem Gras nach Morgentau oder Regen) ist sehr günstig. 5 bis 10 Minuten zügig gehen, Füße nur abstreifen, Socken anziehen und weiter bewegen. Wirkt auch sehr gut gegen Kopfschmerzen und Migräne.

- Bei Herznervosität hilft das *kalte Armbad:* Waschbekken mit kühlem Wasser (ca. 18 Grad) füllen und die

Arme 30 Sekunden lang bis zum halben Oberarm hineinlegen. Wasser nur abstreifen, danach pendelartige Bewegungen ausführen, bis Ihnen warm wird. Nach denselben Regeln nimmt man *kalte Fußbäder:* dazu beide Beine bis oberhalb der Waden in einen (eckigen) Eimer mit kühlem Wasser stellen. Dauer 15 bis höchstens 60 Sekunden, warm anziehen und ins Bett. Wirkt sehr gut bei Schlaflosigkeit.

- Morgendliche *kühle Abwaschungen* sind sehr gut bei Schwäche und Kreislaufproblemen. Sie werden mit einem groben Waschhandschuh zügig durchgeführt, immer von Armen und Beinen zum Herzen hin. Geben Sie zum Wasser einen Schuss Apfelessig.

Über weitere Anwendungen können Sie sich in guten Kneipp-Büchern informieren (⇨ Literaturangaben).

Warme Bäder

Auch warme Bäder von 35-39 Grad gehören zur Hydrotherapie. Man nimmt sie als ¾-Bäder (bis zur Brust). Dauer ca. 20 Minuten. Ideal ist danach eine kalte Abwaschung und ½ Stunde Bettruhe. Fügen Sie den Bädern Kräuter (z.B. die Original-Kneipp-Bäder) hinzu. Beruhigend wirken Lavendel-, Melissen- oder Fichtennadelextrakte. Die Temperatur von ca. 38 Grad soll während des Badens gleich bleiben. Über Aromabäder siehe unter »Aromatherapie«, S.128.

Sie können sich vor jedem Baden oder Duschen mit einem groben Handtuch oder Luffa-Handschuh abreiben. Wie bei der Abwaschung immer zum Herzen hinarbeiten.

Nie mit vollem Magen baden!

Hildegardmedizin

Die Nonne und Klostergründerin Hildegard von Bingen war um 1100 als Mystikerin in Europa weithin bekannt. Sie hinterließ umfangreiche Schriften, deren Inhalt ihr durch »göttliche Schau« übermittelt worden sein soll – darunter auch zwei naturwissenschaftlich-medizinische Werke. Diese Schriften erweisen sich zunehmend als Fundgrube für aufgeschlossene TherapeutInnen.

Hildegard in der Praxis

Die Medizinschriften Hildegards beschreiben etwa 80 Grundkrankheiten und 2500 Heilmittel, darunter Kräuter, Gewürze, Nahrungsmittel und Edelsteine. Vieles, wozu die Klosterfrau rät, steht in krassem Gegensatz zu »modernen Erkenntnissen«, wirkt aber nicht minder. Erschöpfung und seelische Leiden, ebenso wie Migräne waren auch für Hildegard ein Thema. Sie selbst war Zeit ihres Lebens nie wirklich gesund.

Ein Mittel, zu dem sie bei vielen Arten von »Schwäche« rät, ist der Bergkristallwein.
AngstpatientInnen, die Ihrem Arzt mit so etwas kommen, werden bestenfalls ein amüsiertes Lächeln ernten. Es handelt sich dabei um nichts anderes als guten Wein, der über sonnenerwärmte Bergkristalle abgegossen wird und deren Energie in sich aufnimmt. Sie lachen? – Erst kürzlich las ich über eine Frau, die sich so von ihren langjährigen Panikattacken heilte. Der Wein scheint dann besonders gut zu wirken, wenn die Angst mit Schilddrüsen- oder Hormonproblemen zusammenhängt. Er lindert sogar Zwangsneurosen. Studien gibt es dazu natürlich keine. Mein Selbstversuch war äußerst erfolgreich und ich trinke diesen Wein noch öfters den Sommer über. Sie erhalten ihn fertig bei der österreichischen Firma Posch (⇨ Adressen im Anhang). Die Selbstherstellung beschreibt Helmut Posch in

seinem Buch *Eine neue Ära der Medizin* (⇨ Literaturangaben), das Sie ebenfalls dort bestellen können.

Weitere Hildegard-Nervenmittel

Bei Herzneurose hilft Galgant (Pulver, Tabletten oder in Honig) und die wohl bekannteste Hildegard-Arznei, der Petersilien-Herzwein. Ein Mittel für Menschen, die durch »Melancholie und Verdruss im Sinne« beschwert sind, ist das Veilchenelexier mit Galgant und Süßholz. Es baut die »Schwarzgalle« ab, einen körpereigenen Stoff, den Hildegard auch für Migräne verantwortlich machte. Zu den Hildegard-Edelsteinen siehe unter »Lithotherapie«, S.133.

Ernährung nach Hildegard

Die Ernährungslehre Hildegards ist eine Sache für sich. Sie beurteilte alle Nahrungsmittel nach ihrer feinstofflichen Wirkung (»Subtilität«) auf Körper und Seele – genau wie in Indien oder China üblich. Zu den regelrechten »Nahrungsgiften« zählt sie Lauch (Porree), Erdbeeren, Pfirsiche und Pflaumen, aber auch Lachs oder Schweinefleisch. Der Begriff Gift ist nicht wörtlich zu nehmen, er bedeutet nur, dass diese Nahrungsmittel vielen Menschen schaden (was wissenschaftlich belegt ist). Auch rohe Birnen und frische Äpfel erzeugen nach Hildegard »bittere Säfte«. Gut sind Kürbisgemüse und Fenchel, als Obst Kornelkirschen, Schlehen, Maulbeeren, Mispeln und Quitten. Bloß, wer hat die noch im Garten? Sicher wäre ihr Anbau nützlicher als ein ewig verlauster Pfirsichbaum. Bezugsquellen für solche alten Obstsorten finden Sie im Anhang.

Für AngstpatientInnen wären gekochte Edelkastanien eine perfekte Speise, daneben süße Mandeln und Dinkelgetreide, das täglich in beliebiger Form (nur nicht roh!) gegessen werden soll. Auch Hildegard warnt vor zuviel Rohkost (belastet die Milz). Nervenwirksame Gewürze sind Bertram, Kubeben,

Ysop, Muskat, Zimt und Nelkenpulver. Flohsamen pflegen den Darm und »machen den Geist fröhlich«. Sie erhalten alle Mittel und Gewürze im Spezialversand oder in Hildegard-Läden (⇨ Adressen im Anhang).

APITHERAPIE/BIENENPRODUKTE

Unter Apitherapie (von lateinisch apis = Biene) versteht man die Behandlung mit Bienenprodukten wie Honig, Pollen, Propolis, Gelee Royale oder Bienengift.
    Im Ayurveda (siehe S.111) gilt Honig als Rasayana (Lebenselexier). Maßvoll genommen schützt er Leber und Nieren und mildert sogar Schwermetallvergiftungen. AngstpatientInnen profitieren von seinem Gehalt an Acetylcholin, einem wichtigen Nervenüberträgerstoff, der im Honig direkt verfügbar ist.

Kleine Honigkunde

- Akazien(= Robinien)honig und Kleehonig: nervenwirksam, gut bei Erschöpfung, geschmacksneutral;
- Orangenblütenhonig: beruhigend, schlaffördernd, gegen Migräne;
- Lavendelhonig: antiseptisch, gut bei Wetterfühligkeit und Schwindel;
- Lindenblütenhonig: bei Nervosität, Unruhe und für guten Schlaf;
- Kastanienhonig: (von Kastanienbäumen – nicht Honig mit eingelegten Kastanien!) blutreinigend, leberwirksam, gut bei Migräne und Erschöpfung.
  Honig darf nie über 40 Grad erhitzt werden, sonst verliert er seine Wirkung. Die Neigung zum Festwerden

(Kandieren) ist ein Zeichen von Qualität!
Das Wirkprinzip verstärkt sich, wenn Sie z.B. eine Tasse Orangenblütentee mit Orangenblütenhonig süßen (Tee darf nur mehr lauwarm sein!).

Pollen

Der Pollen ist das männliche Prinzip der Pflanze. Bienen ernähren damit ihre Brut. Pollen enthält alles, was der Mensch zum Überleben braucht und wurde nicht umsonst ein Panazee (Allheilmittel) genannt. In Versuchen behob der Verzehr Müdigkeit, Schlafstörungen und hormonelle Fehlfunktionen. Aus Frankreich stammen Berichte über eine stimmungsaufhellende und angstlösende Wirkung. Pollen verbessert die Zellatmung und entgiftet die Leber. 100 g Pollen enthalten soviel wertvolle Aminosäuren wie ½ Kilo Rindfleisch oder sieben Eier ! (⇨ »Heilfaktor Ernährung«, S.145). Zwei Teelöffel täglich decken den Eiweißbedarf eines Erwachsenen.

Am besten mit einem Schluck Tee oder Fruchtsaft nehmen, gut einspeicheln und zerkauen. Bei Allergien absetzen bzw. es zuerst mit winzigen Dosen versuchen. Wenn Sie auf Bienenstiche hochallergisch sind, keine Apitherapeutika nehmen!

Gelee Royale/Weiselfuttersaft

Dieser Stoff, mit dem Bienen nur die Larve der Königin füttern, eignet sich ideal zur Kombination mit Pollen. Gelee Royale stellt für den Körper eine Art Verjüngungskur dar. Nervosität und Schwächezustände bessern sich. Als »Frauenmittel« ist Gelee Royale unübertroffen (⇨ PMS/Angst und die Wechseljahre, S.80).

Spezialhonige müssen pro 500 g mindestens 1,5 g Gelee Royale enthalten. Man nimmt davon täglich 2 mal 2 Teelöffel pur oder in Tee. Es gibt auch gut getestete Präparate (⇨ Anhang).

Propolis

Das Kittharz, mit dem Bienen ihren Stock auskleiden, heilte schon die alten Ägypter. Propolis neutralisierte in Versuchen 24 von 29 Bakterienstämmen, wirkte gegen 20 Pilzarten (⇨ Pilzerkrankungen, S.86) und diverse Viren. Es ist ein starkes natürliches Antibiotikum, das keine Resistenzen hinterlässt. Man nimmt von einer 10-20prozentigen Lösung 1-3 mal täglich 5 Tropfen. Nur selten zwingen Allergien zum Verzicht.

Aromatherapie

Die Aromatherapie fand schon vor Tausenden von Jahren in Ägypten und Asien Anwendung. Im Mittelalter kam sie nach Europa und etablierte sich vor allem in Frankreich und Italien.

Kaum ein Stoff wirkt so unmittelbar auf die Seele wie naturreine ätherische Öle, die aus Blüten und grünen Pflanzenteilen, Früchten oder Hölzern gewonnen werden. Die Geruchsrezeptoren der Nasenschleimhaut sind direkte Ausläufer unseres Nervensystems. Jeder Duft erreicht sofort die älteste Schaltstelle im Gehirn, das limbische System. Es steuert die Gefühle und regt die Bildung von Botenstoffen (Neurotransmittern) wie Serotonin, Dopamin oder Acetylcholin an.

Die Praxis

Der häufigste Gebrauch ätherischer Öle erfolgt über die Duftlampe. Geben Sie in die wassergefüllte Schale 5-10 Tropfen Essenz je nach Raumgröße. Eine Einnahme der Öle (immer nur mit fachlicher Beratung!) ist gar nicht nötig.

Öle, die Sie probieren sollten:

- bei Ängsten, Panik und Herzneurose: Vanille, Neroli, echte Melisse oder Rose – alle recht teuer; günstiger sind Basilikum, Bergamotte, Lavendel, Vetiver, Sandelholz oder Ylang-Ylang;
- bei Erschöpfung und Depressionen: Jasmin, Geranium, Rosmarin, Rosenholz, Patschuli, Orange und Petitgrain;
- PMS und Wechseljahre (siehe ab S.76): Geranium, Kamille, Ylang-Ylang;
- Im Ayurveda (siehe S.111) gibt es als fertige Mischung Vata-Aromaöl, eine Duftkombination, die bei Vata-bedingten Störungen wie Angst und Nervosität hilft.

Parfums für die Seele

Blättern Sie keine Unsummen für irgendein synthetisches Gebräu hin, stellen Sie Ihren eigenen Heilduft her: dazu geben Sie auf 10 ml fettes Grundöl (Jojoba-, Avocado- oder Mandelöl) 25-30 Tropfen Essenz Ihrer Wahl und lassen das Ganze 2 Wochen »reifen«.

Duftbeispiel: 10 Tr. Geranium, 10 Tr. Neroli (oder je 5 Tr. Orange und Petitgrain), 10 Tr. Bergamotte und 1 Tr. Rosenöl auf 10 ml Ölgrundlage ergibt ein echtes »Anti-Angst-Parfum«.

Massagen und Bäder

Ätherische Öle sollten Sie nicht pur auf die Haut bringen bzw. zuvor in der Armbeuge austesten. Für Massagen mischen Sie 5–10 Tropfen Essenz mit 100 ml Pflanzenöl, anfangs im Zweifel weniger. Gut auch zur Massage der Fußreflexzonen. Für ein Vollbad genügen 6-8 Tropfen vermischt mit 1 EL Milch oder Honig. Badezeit: 20 Minuten.

Kaufen Sie nur reine, 100 Prozent natürliche ätherische Öle

(kein Duftöl) von geprüfter Qualität. Die Fläschchen gut verschlossen aufbewahren. Seien Sie vorsichtig bei Anfallsleiden (Epilepsie), Asthma, Schwangerschaft und bei kleinen Kindern! Die Aromatherapie ist hochwirksam und mit Vorsicht und Umsicht anzuwenden. AromatherapeutInnen beraten gerne (⇨ Adressen im Anhang). Lesen Sie darüber wenigstens ein gutes Buch (⇨ Literaturangaben).

Räucherwerk

Räucherzeremonien gehören zu den ältesten Duftanwendungen. Wir können sie zur Reinigung der Raumluft und Harmonisierung der Sinne einsetzen. Es gibt viele Räuchermischungen zur Beruhigung und Sammlung (z.B. Benzoe). Lassen Sie sich im Fachgeschäft über den Gebrauch beraten.

Und vergessen Sie nicht: jeder Waldspaziergang, jedes Schnuppern an blühenden Wiesenblumen ist im Grunde Aromatherapie. Das Wandeln in alten Rosengärten hatte seinen tieferen Sinn. Sie können sich die duftende Pracht auch auf den Balkon holen.

BACHBLÜTEN

Benannt ist die Bachblütentherapie nach dem englischen Arzt Dr. Edward Bach. Er fand die Heilwirkung wilder Blütenpflanzen, welche durch ihre »Frohnatur« seelische Disharmonien beheben können. Bach wusste: jede Krankheit hat auch eine psychische Komponente und ist Ausdruck unserer Haltung dem Leben gegenüber. Bachblüten unterstützen den Heilungsprozess durch feinstoffliche Energien.

Ideal zur Selbsthilfe

Bachs Anliegen war, eine gefahrlose Methode der Selbstbehandlung zu schaffen. Alle Blütenessenzen sind völlig ungefährlich und sicher in der Anwendung. Die Grenzen der Selbsthilfe ergeben sich nur durch die eigene Einsichtsfähigkeit. Bei Unsicherheit nehmen Sie eine fachliche Beratung in Anspruch (⇨ Adressen im Anhang).

AngstpatientInnen sollten folgende Mischung aus 5 Blüten testen:

- Rock Rose: gegen Panik und Platzangst, beseitigt die »Angstlähmung«;
- Aspen: gegen die gestaltlose »Angst vor der Angst«, gibt Selbstvertrauen und Kraft;
- Mimulus: bei bestimmbaren Ängsten (Phobien), hilft beim Akzeptieren (siehe S.94);
- Cherry Plum: bei Zwangsgedanken, gegen die Angst, den Verstand zu verlieren und bei Selbstmordgedanken;
- Star of Bethlehem: der »Seelentröster«, wenn Ängste auf einem unverarbeiteten Schockerlebnis beruhen; hilft negative Kindheitserinnerungen und Lebenssituationen zu bewältigen.

(Sollte diese Mischung wider Erwarten nicht helfen, ist es wichtig, in einer Beratung das eigene Typenmittel herauszufinden.)

Mögliche Ergänzungsmittel:

- Red Chestnut: bei Angst um andere Menschen;
- Chestnut Bud: kann den Anstoß für PatientInnen geben, die keine Einsicht zeigen;
- Mustard: hellt Depressionen auf;
- Gorse und Wild Rose: gegen Hoffnungslosigkeit und Resignation;

- Honeysuckle: hilft, Vergangenes loszulassen;
- Pine: gegen Schuldgefühle;
- Willow: bei Verbitterung und Groll gegen andere.

Die Notfalltropfen (Rescue Remedy) sind als fertige Mischung in Situationen plötzlicher Erregung und Angst immer richtig. Sie helfen auch, wenn andere Mittel nicht anschlagen wollen (einige Tage lang einnehmen).

Bachblüten und Selbstmordgefährdung

Falls Sie je ernsthaft an Selbstmord denken, suchen Sie unverzüglich die Hilfe einer vertrauten Person oder Notrufstelle (⇨ Anhang) und nehmen Sie Notfalltropfen ein.

Danach kann eine Blütenmischung aus Gorse, Cherry Plum, Mustard, Sweet Chestnut, Elm und White Oat weiterhelfen. Mit Bachblüten werden Sie erkennen, dass ein höheres Gesetz existiert, das uns zwar die Wahl lässt, aber nicht von der Erfüllung der eigenen Lebensaufgabe befreit. Wer dieses Dasein wegwirft, muss sicher anderswo neu »dazulernen«. Wollen Sie das?

Anwendungshinweise

Bachblüten haben keine »Nebenwirkungen«. Befremdliche Empfindungen wie Hitze, Kälte oder Benommenheit zeigen an, dass sich »etwas tut«, sind aber niemals gefährlich. Sie erhalten die Mittel einnahmefertig in Apotheken oder ein/e BeraterIn erklärt Ihnen die Zubereitung aus den »Stock bottles«. Nehmen Sie täglich 3-4 mal 4 Tropfen in etwas Wasser. Im Notfall auch auf Schläfen und Handgelenkpuls einzureiben. Die Dosierung kann gefahrlos erhöht werden.

Normalerweise nimmt man ein 20 oder 30 ml-Fläschchen zu Ende. Geben Sie den Mitteln Zeit zu wirken (kann einige Monate dauern). Veränderungen werden in Wahrnehmung und

Verhalten spürbar sein. Bachblüten holen verschüttete positive Energien an die Oberfläche. Sie harmonieren besonders gut mit Aura-Soma, Lithotherapie und Schüssler-Biochemie (siehe S.110 bzw. S.133 und S.136). Auch Homöopathie kann parallel angewendet werden, denn jede der Methoden hat ihre eigene subtile Schwingungsebene.

LITHOTHERAPIE/EDELSTEINHEILKUNDE

Das Wissen um die Heilkraft edler Steine war in allen Hochkulturen vorhanden. Edelsteine und Mineralien senden hochfrequente Farb- und Energiestrahlen aus, die genau den Schwingungsmustern unseres Gehirns und der Körperzellen entsprechen. Schon 1867 entdeckte Bequerel diese Eigenstrahlung; sie ist quantenphysikalisch messbar. Die Einnahme von Edelsteinpulvern und -aschen gehörte im alten Indien zur üblichen Therapie (⇨ Ayurveda, S.111).

Die Praxis

Schon die Nonne Hildegard (⇨ Hildegardmedizin, S.124) beschrieb die Wirkungen des Bergkristalls bei psychischen Leiden. Für AngstpatientInnen ist es nie falsch, einen solchen an einem langen Band um den Hals zu tragen, so dass er über dem Sonnengeflecht (Solar Plexus) zu liegen kommt. Ähnlich wirken Rauchquarz, Rutilquarz und Achat (ungefärbt!).

Weitere Heilsteine:
- bei Erschöpfung: Rubin (nicht auf der Haut tragen), gut als Edelsteinwasser (s.u.); Zitrin, Bernstein, Turmalin und Schörl, Goldtopas, Türkis (Schutzstein);
- bei Herzneurose und Unruhe: rosa Steine zur Beruhi-

gung: Rosenquarz, rosa Turmalin; ansonsten grüne Steine: Aventurin, Jade, Chrysopras, Smaragd und Olivin (Chrysolith), Heliotrop (Blutjaspis); grüne Steine gleichen Vata aus (➪ Ayurveda, S.111).
Hildegard rät, bei (nervösen!) Herzschmerzen den Brustkorb mit einem in Olivenöl getauchten Chrysolith zu massieren.

- bei Depressionen, Zwängen und Panik: Diamant (Rohsteine), Pyrit, Amethyst und Ametrin, violetter Saphir, Fluorit, Kunzit; als Geheimtip gilt der teure und seltene Sugilith;
- gute »Frauensteine« bei PMS und Wechseljahresbeschwerden: Mondstein, Sodalith, blauer Topas und Saphir (sehr gut bei Schilddrüsenproblemen), Achat.

Essenzen, Steinwasser, pulverisierte Edelsteine

Steinenergien können auch auf ein Medium übertragen werden. Der Bergkirstallwein (➪ Hildegardmedizin, S.124) ist nur ein Beispiel. Das Einlegen gereinigter Rohsteine in Wasser erzeugt ein hochfrequentes Heilgetränk. Nach Hildegard wirken Steine sogar dann, wenn man sie »oft in den Mund nimmt«, also mit Speichel in Berührung bringt.

- Edelsteinwasser: gereinigten Rohstein über Nacht in ein Glas (ohne Muster) mit gutem Trinkwasser legen. Morgens nüchtern schluckweise trinken. Bergkristallwasser etwa hilft ausgezeichnet bei Übelkeit und Durchfall. Wasser von Rohdiamanten soll sogar Lähmungen heilen.
- Mit Aura-Soma-Produkten (➪ Aura Soma und Farbtherapien, S.136) werden die enthaltenen Kristallenergien über Haut und Aura aufgenommen.
- Ayur Veda Edelsteintee (siehe unten) enthält neben ausgewählten Kräutern nanometerfein vermahlenes

Edelsteinpulver und damit seltene Spurenelemente.
* Edelstein-Energiekapseln (siehe unten) als Nahrungsergänzung führen dem Körper Licht- und Heilenergien in reinster Form zu.

Die Ayurveda Edelsteintherapie (AET) nach Roller

Der Edelsteinforscher Joachim Roller entwickelte ein Heilkonzept, das mit Edelstein-Farbstrahlern, Edelsteinbalsamen und weiteren Produkten arbeitet, deren Wirkung auf ayurvedischen Prinzipien beruht. Im EEG (Hirnstrombild) tritt durch die Bestrahlung des Stirnchakras (Energiezentrum zwischen den Augenbrauen) mit Edelstein-Farblicht eine deutliche Harmonisierung der Gehirnwellen ein. Ergänzend werden Balsame, Tee und Edelsteinkapseln eingesetzt (siehe oben). Die Therapie ist so wirksam, dass schweizer Krankenkassen sogar zuzahlen. Ein Buch von J. Roller mit Infos und Erfolgsberichten erhalten Sie samt allen Produkten beim Institut für Ayur Veda Edelsteintherapie in Pansfelde/Harz (⇨ Adressen im Anhang).

Gebrauch und Qualität von Steinen

Reinigung: jeder Stein soll vor Gebrauch gereinigt (= entodet) werden, später alle 3-4 Wochen. Steine dazu 10 Minuten unter Fließwasser (eventuell Zimmerbrunnen) oder über Nacht in ein Glas Wasser mit 1 TL Meersalz legen. Ketten und Schmuck setzt man natürlicher Luftbewegung aus (Fensterbrett ...). Danach gönnen Sie den Steinen Sonnenlicht. Manche (Rubin, Amethyst, Mondstein) brauchen Mondlicht.

Mittelgroße Trommelsteine, Anhänger und Steinscheiben eignen sich für die meisten Anwendungen. Große Kristalle können Räume positiv beeinflussen. Wichtig ist eine genügende Färbung der Steine und ihre Naturbelassenheit. Ketten sollten auf Naturfaser geknüpft sein und Verschlüsse aus Gold, Silber oder Kupfer haben. Einige Bezugsquellen für Steine und Schmuck finden Sie im Anhang.

AURA-SOMA UND FARBTHERAPIEN

Die englische Pharmazeutin Vicky Wall, eine hellsichtige, vom Schicksal schwer geprüfte Frau, fühlte sich eines Nachts in Trance dazu angeleitet, jene farbigen Öle herzustellen, auf denen das System von Aura-Soma beruht. Obwohl sie vorerst nur zur Körperpflege gedacht waren, berichteten immer mehr AnwenderInnen von der heilenden Wirkung dieser Öl-Wasser-Gemische. Jede der wunderschönen »Balance-Flaschen« enthält natürliche Pflanzen-, Farb- und Kristallenergien. Sie gelangen beim Einreiben über Haut und Lymphe zu allen Organen (Soma = Körper). Auch die Aura, das uns umgebende elektromagnetische Feld, nimmt diese Energien dankbar auf. Gönnen Sie sich eine Beratung, um Ihre persönliche »Therapieflasche« zu finden, denn: »Du bist die Farbe, die du wählst«. Später können Sie mit der Methode auch gut selbst an sich arbeiten. Lesen Sie dazu die berührende Lebensgeschichte von Vicky Wall (⇨ Literaturangaben).

Farbe bedeutet Leben

Jede Farbe ist durch ihre Wellenlänge auch Träger bestimmter Heilinformationen. Meridianpunkte mit gebündeltem Farblicht zu behandeln ist ebenso wirksam wie mit Nadeln (⇨ Chinesische Naturheilkunde/Akupressur, S.114/117). Man weiß heute, dass wir auch mit den aufgenommenen Speisen den »Farbhunger« unserer Zellen stillen. Bei Angst sind gelb-orange und rote Lebensmittel sehr wichtig. Farblose Nahrung macht krank.

Für nervöse Menschen wirkt blaue und grüne Kleidung beruhigend, während warme Gelb- und Orange-Töne die Erschöpfung lindern. Interessanterweise wählen AngstpatientInnen meist Aura-Soma-Flaschen in Gelb-Kombinationen, brauchen gelbe Bachblüten (Rock Rose, Mimulus) und Heilpflanzen (Johanniskraut). Violett-Energie (Bestrahlung/Nahrung) hilft der Milz, unserem »inneren Lichtorgan«. Jeder Milzstau (in der Schulmedizin unbekannt) kann Panikgefühle und Schwermut auslösen.

Colortherapie – Farben als Heilmittel

Therapeutisch wirksam ist eine Behandlung des Körpers mit Farblicht. Bei Ängsten hilft die Bestrahlung von Gesicht, Oberkörper und Nacken mit Orange (2 mal täglich 10 Minuten), dazu abends eine Bestrahlung des Hinterkopfes mit Grün. Bei Herzneurose gibt man Grün auf die Herzgegend. Gelb auf den Magen (Solar Plexus = Sonnengeflecht) weckt neue Lebensgeister.

Durch Farbfolien, auf welche Sie ein Glas Trinkwasser mindestens 20 Minuten lang stellen oder es damit abdecken, können Sie dieses mit Zellenergie anreichern. Sogar Badewasser kann man bestrahlen. Es gibt Farbhandlampen und Foliensets zur Selbstanwendung (⇨ Adressen im Anhang).

HEILENDE SCHWINGUNGEN

Jeder lebende Organismus verfügt über Energie und folgt bestimmten Schwingungsmustern. Sind diese gestört, werden wir krank.

Bioresonanz

Ein honoriger Dermatologe, der sie »ausprobiert« hat, stellte fest: Taugt nichts! Die Rede ist von der Bioresonanztherapie nach Dr. Morell, die durch Umkehrung körpereigener, fehlerhafter Schwingungsmuster erstaunliche Heilungen bewirkt. Das atopische Ekzem (Neurodermitis) und Asthma – speziell bei Kindern – sprechen sehr gut darauf an. Es ist bewiesen, dass unser Körper genau jene elektromagnetischen Schwingungen im Bereich von 100 Hertz bis 100 Kilohertz aussendet, mit denen die Bioresonanz arbeitet. Für AngstpatientInnen ist sie bei nervlicher Erschöpfung aufgrund von Allergien und Pilzbelastung einen Versuch wert.

Magnetfeldtherapie

Unter diesen Begriff fällt neben einer Behandlung mit Magnetpflastern und konstanten Magnetfeldern (statischer Magnetismus) vor allem die therapeutische Anwendung niederfrequent pulsierender Magnetfelder (»induktive Biostimulation«). Jede Krankheit ist zugleich ein Defekt des körpereigenen Magnetfeldes, weshalb diese Behandlung auch Disharmonien des Nervensystems ausgleichen kann. Es gibt Leihgeräte zu Selbstanwendung (⇨ Adressen im Anhang).

Schwingfeldtherapie

Die im deutschen Bad Wörishofen praktizierte Schwingfeldtherapie zeigt großartige Ergebnisse in der Behandlung von Ängsten, Herzneurosen, nervösem Schwindel und vegetativer Dystonie. Das Behandlungsgerät erzeugt ein elektromagnetisches »Schwingfeld«, das den Körper sanft zu seinem natürlichen Rhythmus zurückfinden lässt. Fordern Sie die Info-Broschüre an (⇨ Adressen im Anhang).

Geistiges Heilen

Auch Menschen sind Träger und Überträger heilender Schwingungen. Ob wir nun selbst beten bzw. meditieren oder ob andere uns liebevoll berühren und uns gute Gedanken oder Gebete zukommen lassen – immer wirken hier starke Energien. Seriöse »Geistheiler« nutzen diese Gedankenkräfte zum Wohl hilfesuchender PatientInnen. Ihre Leistungen sollten nicht unterschätzt werden. Adressen seriöser Organisationen finden Sie im Anhang.

ATMEN – ENTSPANNEN – BEWEGEN

Atmung

Angst und Panik kann man oftmals »wegatmen«, ebenso wie eine falsche Atmung sie herbeiführt (⇨ Nervöses Atmungssyndrom, S.57).

In Indien kennt man eine wirksame Übung, die **wechselweise Nasenatmung:**

> Setzen Sie sich aufrecht hin, verschließen das rechte Nasenloch seitlich mit dem Daumen der rechten Hand und atmen durch die linke Nasenöffnung aus, danach erst ein. Den Zeigefinger halten Sie gebeugt, verschließen dann mit Mittel- und Ringfinger seitlich die linke Nasenöffnung und atmen rechts aus und wieder ein.
>
> Finger wechseln und links aus- und einatmen usw. Wiederholen Sie dies etwa 5 Minuten lang und beenden Sie mit Einatmen. Die Übung bessert Ängste und lindert Schmerzen (Migräne!).

Entspannung

Techniken gibt es wie Sand am Meer. AngstpatientInnen wird meist das Autogene Training oder die Progressive Muskelentspannung empfohlen. Sicher wirken auch diese, ich halte aber fernöstliche Systeme für günstiger, weil sie den Menschen in seiner Gesamtheit erfassen.

Die traditionelle vedische (= indische) Technik der Entspannung heißt transzendentale Medidation (⇨ Ayurveda, S.111). Sie öffnet den Weg zur inneren Stille (Veda). Ein Klangwort (Mantra) hilft dabei. In Tibet wird Ähnliches praktiziert. Viele Menschen meditieren indem sie sanfte Musik hören (auch Musik ist ein Mantra). Der Ayurveda setzt Gandharva-Ved-Musik als Heilmittel ein (⇨ Musik und Tanztherapie, S.141).

Im Westen scheinen leider Krankheiten die übliche Form der Medidation zu sein. Krankheit stellt in unserer Leistungsgesellschaft oft die einzig mögliche Form von Rückzug und Besinnung dar. Auch die Angststörung schafft eine solche Zwangspause. Hier siegt unsere Körperintelligenz eine Weile über den Geist.

Bewegung

Für AngstpatientInnen eignet sich anfangs nur ein Training ohne stärkere Pulsbeschleunigung, es sei denn, Sie haben schon Übung im Akzeptieren (siehe S.94). Die auf körperliche Bewegung folgende Panik resultiert aus einer mangelnden Blut- und Sauerstoffversorgung der Muskeln. Sie ist bei AngstpatientInnen aufgrund Ihres Schonverhaltens sehr häufig. Milchsäure reichert sich an und verursacht bleierne Müdigkeit. Dieser Teufelskreis ist aber nur mit Bewegung zu durchbrechen.

Beginnen Sie mit sanften Übungen, z.B. Yoga-Asanas (⇨ Ayurveda, S.111) oder Stretching. Später ist auch aerobes Training wichtig, um wieder Zutrauen zum eigenen Körper zu gewinnen. Sehr gut eignet sich dann freies Tanzen (siehe unten). In asiatischen Systemen wie Taiji oder Qigong haben sich Atmung, Medidation und Bewegung zu einem Gesamtkunstwerk verbunden. Diese Techniken sind eine vollkommene Gesundheits- und Heilgymnastik.

Anleitungen zum Selbstüben finden Sie z.B. in den Büchern *Ayurveda für jeden Tag* von E. Schrott (Yoga-Asanas) oder *Asiatische Heilkunst* von E. Stürmer (⇨ Literaturangaben). Auskünfte über Kurse erhalten Sie auch bei den TCM-Zentren (⇨ Adressen im Anhang).

MUSIK UND TANZTHERAPIE

Musik diente immer schon als heilsames Medium. Sich angenehmen Klängen hinzugeben, löst seelische Verspannung und Schmerzen. Wenn wir bedrückende Gefühle oder Ängste bei ausdrucksvoller Musik intensiv durchleben und uns »hineinfallen« lassen, ist es leichter, sie später loszulassen und schließlich aufzulösen. Medidative Klänge helfen, die innere Ruhe wiederzufinden.

Gandharva-Ved-Musik – die Melodie der Schöpfung

Zur Therapie im Ayurveda (siehe S.111) gehören als eigener Wissenschaftszweig diese speziellen Klänge. Sie spiegeln die Harmonie des Universums und der Natur. Die Melodien wirken sehr gut bei Angst und Unruhezuständen.

Seelische Befreiung durch Tanzen

Vermutlich mussten Sie in Angstzeiten ebenso fassungslos wie ich erkennen, dass der bloße Gedanke an jede Bewegung Panik auslöst. Doch das ist nur eine Folge der nervlichen Erschöpfung –

ein Schutzmechanismus. Versuchen Sie zu akzeptieren (⇨ Akzeptieren, S. 94) und üben Sie z.B. freies Tanzen. Wählen Sie dazu rhythmische Musik und bewegen Sie sich dazu wie es Ihnen gerade in den Sinn kommt. Sorgen Sie dafür, nicht gestört zu werden und geben sich ganz der positiven Euphorie hin. Wenn Angst aufkommt, ruhen Sie sich aus (akzeptieren Sie!), machen dann aber unbeirrt weiter. Ich weiß, es ist mühsam und im Hintergrund lauert die Panik, doch Sie werden sehen, es funktioniert, denn jede wie immer geartete Bewegung mindert die Angst.

Heileurythmie – beseeltes Turnen

Eine besondere Form therapeutischer Bewegungslehre ist die von Dr. Rudolf Steiner begründete Heileurythmie. Ihre Übungsfolgen sind mehr als bloße Gymnastik. Sie vereinen die heilerischen Effekte von Tönen, Lauten und harmonischer Bewegung. Heileurythmie zählt zur antroposophisch erweiterten Medizin und wird u.a. erfolgreich bei Ängsten und Depressionen eingesetzt.

Visualtherpie – die Heilkraft innerer Bilder

Sie wissen sicher, wie entspannend es ist, auf eine unberührte, friedvolle Naturlandschaft zu blicken. Im Rahmen der Visualtherapie nutzt man diesen Effekt bei Stress und seelisch-geistiger Erschöpfung. Suchen Sie nach entsprechenden Postern, Drukken oder Fototapeten und statten Sie Ihre Wohnung bzw. Ihren Arbeitsplatz damit aus. Wunderbar sind die Feng Shui-Wasserfallposter (S.144) oder Waldlandschaften. Hängen Sie die Bilder an Plätze, wo Sie ständig vorbei müssen oder sich bevorzugt aufhalten. Wann immer Zeit bleibt, nehmen Sie die Szene mit allen Sinnen auf. Schließen Sie dann die Augen und versuchen Sie, den Eindruck »mitzunehmen« – sich das Bild in Ihrem Geist detailliert vorzustellen. Diese Technik bildet den Übergang zum sogenannten **positiven Visualisieren:**

> Sitzen oder Liegen Sie in entspannter Haltung und stellen Sie sich so intensiv wie möglich den schönsten und friedvollsten Platz vor, den Sie kennen. Lauschen Sie dem Plätschern eines Gebirgsbaches, dem Rauschen des Meeres, oder atmen Sie die Düfte einer blühenden Sommerwiese. Das Ziel ist, diese Gedankeninhalte auch in Augenblicken der Erschöpfung und Panik »abrufbar« zu machen. In Verbindung mit dem Akzeptieren (siehe S.94) können Sie so der Angst ein gewaltiges Schnippchen schlagen.

FENG SHUI

Unmöglich, dass Sie noch nicht davon gehört haben. Feng Shui, die »Kunst des richtigen Wohnens« verkommt leider bereits zur Modeerscheinung. Doch wir alle wissen: es gibt Häuser oder Räume, in denen man sich bedrückt und unwohl fühlt. Die Lebensenergie scheint an solchen Orten zu stagnieren. Sogar am Esstisch gibt es unbeliebte Plätze, die nie besetzt sind. Einbildung? Bestimmt nicht. Vertrauen Sie Ihrem Gefühl und der uralten fernöstlichen Lehre von »Wind und Wasser«.

Ziel der Feng Shui-ExpertInnen war und ist es, eine Wohnumgebung zu schaffen, in der die kosmische Energie (das »Qi«) frei fließen kann. Erdstrahlen sind ein wichtiger Störfaktor (⇨ Umwelteinflüsse), aber auch Hausformen, die Anordnung von Möbeln oder düstere Flure können das Wohlbefinden beeinträchtigen. Über die Grundlagen des Feng Shui sollten Sie sich in einem guten Buch informieren (⇨ Literaturangaben). Hier einige nützliche Regeln:

- Verbannen Sie alte Spiegel und wuchtige Gegenstände aus Ihrer Wohnung.
- Schlafen Sie unter einer schweren Lampe, weisen spitze Ecken oder Kanten auf das Bett oder Ihren Schreibtisch? Solche »Drohungen« schaden mehr, als uns bewusst ist.
- Haben Ihre Räume genügend Sonnenlicht? Auch schwarze Möbel und dunkle Wandfarben stimmen ängstlich.
- Gibt es bedrohliche Bilder? So manches »Kunstwerk« ist eher geeignet, Betrachtende krank zu machen.

Es gibt eine Reihe spezieller Artikel (Windspiele, Kristallspiegel, Wasserfallposter usw. aus dem Feng-Shui-Shop), um Räume positiv »aufzuladen«. Seriöse BeraterInnen können wertvolle Ratschläge geben (⇨ Adressen im Anhang).

KAPITEL 5
Heilfaktor Ernährung

Risiko Allergie

Vor einigen Jahren präsentierte ein deutsches TV-Magazin eine aufsehenerregende Studie. Man hatte stichprobenartig eine Grundschulklasse untersucht und festgestellt: 100 Prozent der Kinder litten an irgendeiner Form von Nahrungsmittelallergie. Alle waren allergisch auf den Schimmelpilz Aspergillus (er dient zur Herstellung von Zitronensäure, einem Konservierungsstoff in Limonaden etc.). Über 50 Prozent der Kinder hatten eine Allergie gegen Milch und Eier. Auch Reaktionen auf Zusatzstoffe wie Natriumglutamat, künstliche Aromen und Lebensmittelfarben waren häufig.

Eine neue Krankheit?

Klassische Nahrungsmittelallergien (»Primärallergien«) sind in der Medizin allgemein bekannt. Die Reaktionen lassen sich durch Antikörper (Immunglobulin E) nachweisen. Doch es gibt auch Formen der verzögerten Nahrungsmittelallergie. Sie werden von Ärzten meist als harmlose Stoffwechselreaktionen oder gar Einbildung abgetan. Die Ursache solcher »Sekundärallergien« scheint ein vorgeschädigter Magen-Darm-Trakt zu sein. Er setzt unverdaute Nahrungsmoleküle frei, die im Blut als Fremdkörper bekämpft werden. Auch hier bilden sich Antikörper (Immunglobulin G) und die Reaktionen sind sehr wohl nachweisbar (ELISA-Bluttest). Die Symptome von verzögerten Allergien umfassen auch Ängste, Aggressionen oder geistige Verwirrtheit (Zerebrale Allergien).

Bekannte Allergene

Zu den stärksten Allergenen der westlichen Ernährung gehören Weizen und Mais, Zitrusfrüchte, Nachtschattengewächse (Tomaten, Auberginen, Paprika, Tabak ...), Hefe, Milch, Eier und Fleisch. Belegte Fälle von PanikpatientInnen betrafen Allergien auf Orangen, Tomaten (Ketchup, Pizza!) und Weizen. Eindeutig als Panikmacher wurde das Koffein entlarvt. Es kann sogar bei gesunden Personen Angst und Herzbeklemmung auslösen, wenn zuviel Kaffee, Schwarztee oder »Powergetränke« (Red Bull etc.) konsumiert werden. AngstpatientInnen sollten hier äußerst vorsichtig sein. Das an Gerbstoffe gebundene Koffein in Grüntee scheint dagegen kaum zu schaden. Ist es einmal passiert, hilft eine Dosis des homöopathischen Mittels Coffea D12 oder D30 (⇨ Homöopathie, S.107).

Östlichen Ernährungslehren zufolge beruhen Ängste und Depressionen auf dem Genuss zu vieler Schlachtprodukte, tierischer Fette und Salz. Die »Körper-Seele« gerät dadurch in Not. Häufig bessern sich seelische Leiden schlagartig, wenn man zusätzlich Auszugsmehle, weißen Zucker und Genussgifte meidet. Auch fette Milchprodukte sollten Sie einschränken.

Wie erkennt man Nahrungsmittelallergien?

Hinweise auf solche Sekundär-Allergien liefern ein auffällig beschleunigter Pulsschlag eine halbe bis eineinhalb Stunden nach verdächtigen Mahlzeiten, sowie ein deutliches Unbehagen bis hin zur Ängstlichkeit. Oft aber fallen die Symptome wesentlich dramatischer aus. Eine unerkannte Allergie auf Mais, grünen Paprika und Chlor (Trinkwasser!) löste bei einer Patientin panische Ängste und Tobsuchtsanfälle aus. Eine andere Frau verfiel nach jedem Genuss von Weizen in Weinkrämpfe und war stundenlang nicht ansprechbar. Eine genaue Anleitung zum Auffinden von verzögerten Nahrungsmittelallergien enthält u.a. das Buch *Angstfrei leben* von Douglas Hunt (⇨ Literaturangaben).

Was tun?

Das Streichen von Allergenen aus der Ernährung ist sinnvoll, aber meist keine Dauerlösung. An erster Stelle sollten eine Darmsanierung und Beruhigung des Immunsystems stehen. Zu letzterem kann etwa Padma 28 beitragen (⇨ Tibetische Medizin, S.119). Gute Erfolge werden auch mit der Bioresonanztherapie erzielt (⇨ Heilende Schwingungen, S.137).

Weitere Hilfen:
- Brottrunk-Kuren haben sich bei verschiedensten Allergien bewährt (⇨ Biologische Nährstoffergänzungen, S.159).
- Kapseln mit ägyptischem Schwarzkümmelöl harmonisieren sehr wirksam des Immunsystem (⇨ Pilzerkrankungen, S.86).

Allergien sind zwar selten die alleinige Ursache von Panik und Ängsten, aber Sie sollten Ihre Ernährungssituation immer daraufhin prüfen, da ÄrztInnen nur selten darauf kommen.

NEUE ERKENNTNISSE

Ein chinesisches Sprichwort lautet: »Wer immer der Vater einer Krankheit gewesen ist, die Mutter war eine falsche Ernährung.« Für die Ärzte in China oder Indien war die Ernährungstherapie seit Jahrtausenden ein Mittel zur Korrektur von Gesundheitsstörungen. Wir beginnen gerade erst zu begreifen, wie sehr falsche Ernährungsgewohnheiten die Gehirn- und Körperchemie beeinflussen. Die Entdeckung der Neutrotransmitter (chemische Botenstoffe, die als Informationsträger zwischen den Nervenenden fungieren) brachte viele umwälzende Erkenntnisse. Man weiß nun etwa, dass bestimmte Nahrungsmittel den Neurotransmitter Serotonin aktivieren. Depressive, aber auch gewalttätige Menschen weisen extrem niedrige Serotoninwerte im Gehirn auf. Für PanikpatientInnen sieht es aus, als benötigten sie ein ganz bestimmtes Serotoninniveau um sich »normal« zu fühlen.

Zu den »serotoninaktiven« Nahrungsmitteln, welche normalerweise Serotonin ansteigen lassen, gehören u.a. Avocados, Bananen, Tomaten, Hülsenfrüchte, Nüsse oder Thunfisch, aber auch Käse, Schokolade und Rotwein, die als Migräneauslöser gelten. Testen Sie selbst, ob Sie sich nach dem Genuss größerer Mengen eher besser oder schlechter fühlen und ziehen Sie die Konsequenzen.

Auch ein Mangel an dem Vitamin Folsäure (⇨ Vitamine, Mineralstoffe und Spurenelemente, S.149) senkt das Gehirnserotonin. Endogene Depressionen konnten durch die Gabe von täglich 200-400 mcg Folsäure gebessert werden. Dies ist ein Beispiel für die Erfolge der sogenannten Orthomolekularmedizin. Sie versucht Krankheiten mit hochdosierten Gaben von Vitaminen, Mineralien und Aminosäuren zu heilen. Hier besteht allerdings immer die Gefahr einer Fehldosierung und der Wert isolierter, synthetischer Vitamingaben wird vielfach angezweifelt.

Gehirnchemie und Stoffwechsel des Menschen sind derart komplex, dass es unmöglich wäre, sie auf die Funktion einiger Neurotransmitter zu reduzieren. Im Falle von Serotonin ist das geradezu Wunschdenken, denn es ist an praktisch jeder Gefühlsregung beteiligt. Dieser Abschnitt soll Ihnen Anregungen geben, wie Sie mit gesunder Ernährung und hochwertigen

Nahrungsergänzungen Ihr Wohlbefinden heben und so auch der Angst gegensteuern können.

Vitamine, Mineralstoffe und Spurenelemente

Anfang des 20. Jahrhunderts sprach man einfach von Wirkstoffen und meinte damit neben den Vitaminen (Substanzen, die der Körper selbst nicht bilden kann) auch Quasi-Vitamine, Enzyme und Hormone. Mineralstoffe und Spurenelemente bezeichnete man als anorganische Vitamine. Diese Vitalstoffe haben die Funktion von Biokatalysatoren, d.h. sie halten alle Lebensvorgänge im Körper aufrecht. Ohne sie läuft gar nichts. Die Quelle aller Nährstoffe sollte unsere tägliche Nahrung sein, doch heute scheint das kaum mehr möglich. Die Gründe hierfür reichen von zu langer Lagerung und falscher Zubereitung der Lebensmittel über Umweltbelastungen bis zu Krankheiten, die eine höhere Nährstoffzufuhr erfordern.

Die pharmazeutische Riege will uns glauben machen, es genüge, eventuelle Mängel mit teuren Präparaten aus der Apotheke auszugleichen, aber dem ist nicht so. Vitalstoffe müssen primär aus frischen, naturbelassenen Lebensmitteln und eventuell biologischen Nahrungsergänzungen aufgenommen werden, damit sie optimal wirksam sind. Im Akutfall kann die Einnahme eines Multivitamin/Mineralstoff-Präparates durchaus sinnvoll sein, aber gesundes Essen ersetzt es keinesfalls.

Vitamine – unverzichtbarer Kraftstoff

Jeder der über 40 bekannten Nährstoffe unserer Zellen muss ständig vorhanden sein, doch einige davon – insbesondere die wasserlöslichen B-Vitamine und Vitamin C – sind für AngstpatientInnen besonders wichtig. Auch die fettlöslichen Vitamine A (als Vorstufe) und E spielen als Antioxidantien (zellschützende Stoffe) eine große Rolle.

Die folgende Aufstellung zeigt, aus welchen natürlichen Quellen Sie diese am besten beziehen. Zu den genannten Nährstoffergänzungen siehe weiter unten. (Hinweis: Bierhefe wird bewusst nicht als Vitamin-B-Quelle genannt, da sie ein Allergen ist und Pilzerkrankungen verschlimmert.)

Vitamine

- Vitamin B1 (Thiamin):
  Vorkommen: in Vollkorn, Soja, Nüssen und Hülsenfrüchten, in Fleisch, Fisch und Gemüse.
  Hinweise: B1-Mangel kann u.a. herzneurotische Symptome, Unruhe, Depressionen und Schwindel auslösen. Defizit entsteht oft schleichend über Jahre; empfindlich gegen Erhitzen und Tiefgefrieren. Die Pille, Stress und Genussgifte »verbrauchen« Vitamin B1.
  Sichere Quellen: Dinkelgetreide, Hafervollkornflocken, Pinien- und Sonnenblumenkerne, Mandeln, Trockenfrüchte, Sojaprodukte (Tofu, Tempeh).

- Vitamin B2 (Riboflavin):
  Vorkommen: wie B1, daneben in Milch.
  Hinweise: verbessert oft die Wirkung der übrigen B-Vitamine und unterstützt z.B. die Behandlung von PMS (siehe S.77); sehr lichtempfindlich.
  Sichere Quellen: Nüsse und Samen, Keimlinge, Speisealgen Nori und Wakame, Mikroalgen (Spirulina, AFA).

- Vitamin B3 (Niazin und Nikotinsäureamid):
  Vorkommen: in Gemüse, Nüssen, Samen, Trockenfrüchten, Pilzen, Fisch und Fleisch.
  Hinweise: regt u.a. den Serotoninstoffwechsel an; synthetische Einzelgaben sind wenig sinnvoll und haben Nebenwirkungen.

Sichere Quellen: Speisealgen Nori und Wakame, Mikroalgen, Shiitake-Pilze.

- Vitamin B 5 (Pantothensäure):
  Vorkommen: in Gemüsen, gelben Früchten, Vollkorn, Nüssen und Samen, Sauerkraut und vielen anderen Lebensmitteln (griechisch: panthos = allenthalben).
  Hinweise: Pantothensäure fördert die Ausscheidung der für AngstpatientInnen kritischen Milchsäure aus dem Körper und ist unverzichtbar für den Aufbau vieler Neurotransmitter (s.o.); sehr hitzeempfindlich, kann bei Darmstörungen nicht verwertet werden; graue Haare und steife Gelenke weisen auf Mangel hin.
  Sichere Quellen: Sprossen und Keimlinge (Alfalfa, Mungbohnen etc.), Algen, Pollen und Gelee Royale (⇨ Apitherapie, S.126).

- Vitamin B6 (Pyridoxin):
  Vorkommen: in Avocados, Quitten, Vollkorn, Soja, Nüssen und Samen, Trockenfrüchten, Fisch.
  Hinweise: regelt die Eiweißverdauung und schützt vor Hypoglykämie und PMS (siehe S.77); wird oft synthetisch verabreicht, Dosen ab 50 mg können jedoch schädlich sein. Frauen, die die Pille nehmen, viel Weißmehl und Kaffee konsumieren, brauchen mehr B6 und andere B-Vitamine.
  Sichere Quellen: Dinkel, Vollreis, Soja, Mandeln, Algen.

- Vitamin B12 (Cobalamin):
  Vorkommen: in tierischen Nahrungsmitteln, aber auch in Sauerkraut, Miso (chinesische Sojapaste) oder Brottrunk (⇨ Brottrunk und Fermentgetreide, S.162) und in Keimlingen.
  Hinweise: absolut unverzichtbares Vitamin, von dem aber winzige Mengen genügen; wird nur bei Perniziöser

Anämie nicht aus der Nahrung aufgenommen; schützt die Myelinschicht der Nervenzellen vor Auflösung.
Sichere Quellen: Pollen, Algen, Keimlinge und vergorene Lebensmittel. VegetarierInnen müssen absolut keinen Mangel daran haben.

- Folsäure:
Vorkommen: in grünen Gemüsen, Kräutern, roten Rüben, Hülsenfrüchten usw.
Hinweise: Folsäure reduziert Homocystein, einen gefäßschädigenden Stoff und schützt die Frühschwangerschaft; äußerst wichtiges Nervenvitamin; jeder »Eisenmangel« ist auch ein Folsäuremangel. Gaben von 200 mcg täglich können bei Stress hilfreich sein, da natürliche Quellen selten ausreichen.
Sichere Quellen: Keimlinge und Sprossen, Algen, Pollen, Wildkräuter und frisches (!) Gemüse, Kichererbsen.

- Cholin und Inositol:
Zwei Gewebshormone mit Vitamincharakter. Cholin dient dem Aufbau des Neurotransmitters Acetylcholin und wirkt daher beruhigend. Inositol stimuliert die Kalzium-Ionen, welche Nervenimpulse übertragen (siehe unten). Koffein verbraucht Inositol. Das ist vielleicht ein Grund, weshalb zuviel Kaffee Panikattacken auslösen kann.
Günstige Quellen: Gelee Royale, Pollen, Mikroalgen (Spirulina, AFA), Sprossen (z.B. Alfalfa- oder Dinkelsprossen), schwarze Zuckerrohrmelasse.
Praktisch alle AngstpatientInnen weisen einen Mangel an B-Vitaminen auf. Anhaltende Müdigkeit, Taubheit und Schmerzen in den Gliedmaßen, frühes Ergrauen, Gereiztheit und Angstgefühle sind ein Warnsignal!

- Vitamin C:
Vorkommen: vorwiegend in frischem Obst und Gemüse, Kartoffeln und Würzkräutern.
Hinweise: Vitamin C ist wichtiger für Nerven und Organe als bisher angenommen, denn es stärkt umfassend das Immunsystem. Rauchen, die Pille und Stress erfordern große Mengen des Vitamins, das empfindlich gegen Hitze, Licht und Luft ist.
Sichere Quellen: Acerola-Kirsche (Saft, Kapseln), Sanddornsaft, Hagebutten, Wildkräuter, Südfrüchte, Sprossen, Mikroalgen. Große Mengen synthetischer Ascorbinsäure (ab einer Tagesdosis von 2000 mg) sind weder nötig noch sinnvoll.

- Vitamine A (als Vorstufe Beta-Carotin) und E (Tocopherol):
Beta-Carotin (Carotinoide) findet sich in allen gelben und orange-roten Obst- und Gemüsesorten und dunkelgrünem Gemüse (Feldsalat, Brokkoli etc.). Vitamin E vor allem in Nüssen, Samen, Hülsenfrüchten, Avocados und pflanzlichen Ölen.
Hinweise: Carotinoide und Vitamin E gelten zusammen mit Zink und Selen als potenter Schutz gegen Krebs, Immunschwäche und frühes Altern.
Sichere Quellen: Carotinoide sind geballt vorhanden in Algen (Nori, Kombu, Mikroalgen), in Wildkräutern, getrockneten Aprikosen und auch in Pollen. Vitamin E in Weizenkeimen/Weizenkeimöl, Olivenöl, Soja und Sonnenblumenkernen; zusätzliches Vitamin E kann bei PMS und Wechseljahresbeschwerden sinnvoll sein.

Mineralstoffe

So wichtig Vitamine auch sind, ohne Mineralstoffe kommen sie nicht zur Wirkung. Diese sind speziell für gesunde Nervenfunktionen unentbehrlich.

- Kalzium (Ca):
  Vorkommen: Vollkorn, Soja (Tofu, Tempeh), Nüsse und Samen, Trockenfrüchte, dunkelgrünes Gemüse, Magermilchprodukte, Fisch (Makrele, Sardine).
  Hinweise: ohne Kalzium geht gar nichts, es ist der wichtigste Mineralstoff für alle Neurotransmitterfunktionen (Kalzium-Ionen als Impulsträger); Honig verbessert die Aufnahme; manchen AngstpatientInnen hilft ein Präparat (Kalzium-Carbonat oder Kalzium-Citrat, 1000 mg pro Tag), das immer mit halb soviel Magnesium kombiniert werden sollte (s.u.).
  Geballte Quellen: Sesam, Algenarten Wakame, Hitziki und Arame, Mikroalgen, schwarze Melasse, Lapacho-Tee (⇨ Phytotherapie, S.104).

- Magnesium (Mg):
  Vorkommen: in allen grünen Gemüsen, Artischocken, Kiwis, Trauben, Nüssen, Vollkorn, Soja, Kakao.
  Hinweise: Magnesium hat sich als sehr nützlich bei Nervosität, PMS und Migräne erwiesen. Gaben von 300 mg Magnesium-Citrat oder Magnesium-Orotat helfen oft, mehr davon kann offenbar Ängste wieder fördern.
  Sichere Quellen: Sprossen und Algen, schwarze Melasse, Vollreis, Dinkel, Nüsse und Samen.

- Kalium (K):
  Vorkommen: in Obst, Gemüse und Trockenfrüchten.
  Hinweise: Kalium schützt Herz und Nieren und regelt die Wasserausscheidung (PMS !).
  Honig enthält Kalium, wirkt daher günstig bei Herz-

neurose; Kalium-Präparate nur unter ärztlicher Aufsicht nehmen! Sehr sinnvoll als Schüssler-Salz (Kalium phosphoricum).
Sichere Quellen: Trockenfrüchte (Datteln, Rosinen), Algen, schwarze Melasse, Apfel-Essig (Trinkkur: morgens 1-2 TL Apfelessig mit Honig auf 1 Glas Wasser).

Spurenelemente

- Eisen (Fe):
Vorkommen: Vollgetreide, Soja, Sonnenblumenkerne, Pistazien, Sesam, Blattgemüse, Meeresfrüchte.
Hinweise: »Eisenmangel« ist meist ein umfassender Vitalstoffmangel (auch Folsäure, Magnesium usw); Eisen ist wichtig für das Immunsystem und den Sauerstofftransport im Blut. Eisenpräparate sind wenig sinnvoll und werden oft schlecht vertragen.
Sichere Quellen: Vollkorn, Algen, Sprossen, Samen und Kerne in Verbindung mit Vitamin-C-reichen Lebensmitteln liefern auch für VegetarierInnen genügend Eisen.

- Zink (Zn):
Dieses Spurenelement ist bei nervöser Erschöpfung sehr wichtig; zusammen mit Selen (s.u.) wirkt es gegen freie Radikale (Sauerstoffmoleküle, die die Zellen schädigen) und sorgt für starke Immunkräfte. Von Präparaten (Zink-Piccolinat oder Zink-Gluconat) gibt man pro Tag 15-30 mg.
Höhere Dosen sind schädlich.
Natürliche Quellen: Meeresfrüchte, Algen, Vollgetreide und Nüsse, Kürbiskerne, grüner Tee (⇨ Phytotherapie, S.104).

- Selen (Se):
  Englische Psychologen entdeckten, dass ein Selenmangel oft mit Ängsten und Depressionen einhergeht. 100 mcg Selen täglich besserte deutlich die seelische Verfassung, Vitamin E verstärkte die Wirkung noch (University College Swansea, Wales[5]). Vorsicht bei Überdosierung in Präparaten bzw. Allergien!
  Natürliche Quellen: Paranüsse (auf Schimmel prüfen!), Sonnenblumenkerne, Pistazien, Mikroalgen (Spirulina, AFA), Knoblauch(kapseln), Thunfisch, Austern.

- *Chrom:* wichtig für die Zuckerverwertung (⇨ Hypoglykämie, S.68)
  Weitere Spurenelemente mit wichtigen Funktionen sind *Fluor, Jod, Kobalt, Kupfer, Mangan, Molybdän, Silicium, Bor, Vanadium* oder *Schwefel*. Schon winzige Mengen genügen für die Gesundheit, doch ein Fehlen hat ernste Folgen.
  Ergiebige Quellen für seltene Biostoffe sind neben einer ausgewogenen Ernährung Mikroalgen (Spirulina, AFA), Pollen, Tees wie Lapacho oder Rotbuschtee (⇨ Phytotherapie, S.104) und Edelsteinpulver (⇨ Biologische Nährstoffergänzungen, S.164). Ihre Einnahme ist besonders in Stress-Zeiten hilfreich.

Mit der Gabe passender Schüssler-Mineralien (⇨ Biochemie nach Dr. Schüssler, S.110) können Sie einem Mangel entgegenwirken und gleichzeitig die Aufnahme aus hochwertigen Lebensmitteln verbessern.

---

[5] Jean Carper: *Jungbrunnen Nahrung*, Düsseldorf 1986, S. 111

Wie erkenne ich Nährstoffmängel?

Neben den bereits erwähnten Faktoren können Sie mittels Computer-Fragebogen eine persönliche Vitaminbedarfsanalyse erstellen lassen. Sie liefert jedoch nur Hinweise. Durch Haarmineralienanalysen samt einer Vollblut-Spektral-Analyse und Harnuntersuchung lassen sich Mineralstoffmängel eruieren. Adressen von Organisationen, die solche Verfahren anbieten, finden Sie im Anhang.

AMINOSÄUREN

Aus Aminosäuren (Moleküle, aus denen Eiweiß aufgebaut wird) stellt der Körper Hormone, Enzyme (s.u.) und andere lebensnotwendige Stoffe her. Von den bekannten Aminosäuren sind acht (bei Kindern neun) essentiell, d.h. unser Körper kann sie nicht selbst herstellen und ist auf die Zufuhr von außen angewiesen. Eine mangelhafte Versorgung könnte bei AngstpatientInnen ein Grund dafür sein, dass die Panik nicht weichen will.

GABA als Angstindikator

Von Wissenschaftlern wurde ein interessantes Phänomen entdeckt: die Aminosäure GABA (Gamma-Amino-Buttersäure), ein Neurotransmitter, der im Gehirn angstdämpfend wirkt, ist bei AngstpatientInnen vermehrt im Harn zu finden. Das bedeutet, dass die Betroffenen zwar große Mengen davon produzieren, sie aber offenbar ungenutzt ausscheiden. Die Ursache könnte eine Stoffwechselanomalie sein. Immerhin kann mit diesem Test eine Angststörung physisch nachgewiesen werden.

Wichtig für AngstpatientInnen sind möglicherweise:

- *Tryptophan (essentiell):*
Diese Aminosäure wirkt beruhigend und schlaffördernd. Sie ist außerdem ein Baustein für Serotonin, der aber nur zusammen mit Kohlenhydraten (Getreide, Kartoffeln etc.) optimal verwertet wird. Man findet Tryptophan u.a. in Milchprodukten und Geflügelfleisch. Eine ausgezeichnete Quelle ist Brottrunk (⇨ Biologische Nährstoffergänzungen, S.162), er wirkt dehalb beruhigend und harmonisierend auf den Stoffwechsel. Nehmen Sie kein synthetisches Tryptophan ein, denn hier kommen Produktiosfehler vor, welche die Präparate bedenklich machen. Das gilt für alle künstlichen Aminosäuren.

- *Glutaminsäure und Glutamin (nicht essentiell):*
Glutaminsäure liefert Energie für die Gehirnzellen und dient zum Aufbau von GABA (s.o.). Glutamin (ebenfalls ein Neurotransmitter) wird aus Glutaminsäure aufgebaut und fördert seinerseits die Produktion von Glutathion, einem Stoff zur Zellentgiftung. Glutamin findet sich z.B. in Kohlgemüse, Glutathion u.a. in Spargel. Die ergiebigste Quelle für diese Aminosäuren sind blaugrüne Mikroalgen (Spirulina, AFA).

- Auch Ungleichgewichte der Aminosäuren *Tyrosin, Lysin, Serin, Glycin* und *Methionin* scheinen bei seelischen Störungen eine Rolle zu spielen. Die Orthomolekularmedizin verabreicht in diesen Fällen hochdosierte Präparate, die zum Teil nicht ungefährlich sind und nur unter ärztlicher Aufsicht eingenommen werden sollten. Man weiß nicht, wie der Körper solche isolierten Stoffe aufnimmt. Sie können Ihre Versorgung mit Aminosäuren am besten über eine vollwertige

Ernährung in Verbindung mit hochwertigen Nahrungsergänzungen (siehe unten) sicherstellen.

AngstpatientInnen könnten zur Stärkung des Immunsystems mit einer Brottrunk/Fermentgetreide-Kur beginnen oder Padma 28 (⇨ Tibetische Medizin, S.119) einnehmen. Später sollten Sie die Wirkung von Pollen oder Mikroalgen testen. Finden Sie selbst heraus, was Ihnen gut tut und worauf Ihr Organismus am besten anspricht.

BIOLOGISCHE NÄHRSTOFFERGÄNZUNGEN

Die unten beschriebenen Nahrungsergänzungen sind keine Wundermittel oder rasch wirkende »Medikamente«. Es handelt sich aber um erstklassige Vitalstoff-Lieferanten, die bei körperlicher und geistiger Erschöpfung Hilfe bringen. So verabreichte man etwa strahlungsgeschädigten Kindern in Tschernobyl mit großem Erfolg Brottrunk und Mikroalgen. Auch tibetische Kräuterarzneien zeigten Wirkung. Die Krebs- und Alzheimer-Forschung setzt hohe Erwartungen in diverse Nährstoffkombinationen.

Vegetarische Enzyme

Enzyme werden aus langen Aminosäureketten aufgebaut und steuern alle biochemischen Prozesse im Körper. Durch ausschließlich gekochte, also enzymlose Kost leiden nicht zuletzt die Gehirnzellen. Chronische Müdigkeit, oft ein Vorbote seelischer Störungen, wird durch höhere Enzymzufuhr gebessert.

Natürliche Enzyme finden sich in rohem Obst und Gemüse, in Sojasauce und Miso, Sprossen, Keimen (Bockshornklee, Alfalfa) und gesäuerten Milchprodukten. Ein idealer Lieferant wertvoller Enzyme ist Brottrunk (siehe unten). Auch vegetarische Enzympräparate (aus Ananas oder Papaya) sind von Nutzen.

Co-Enzym Q10

Co-Enzym Q10 (auch Ubichinon) ist wie die Vitamine A, C, E, Zink und Selen, ein starkes natürliches Antioxidant, schützt also vor Zellalterung und verbessert die Sauerstoffversorgung des Organismus. Die körpereigene Produktion dieses Co-Enzyms lässt mit dem Alter kontinuierlich nach, aus der Nahrung nehmen wir selten genug auf. Die Zellen benötigen es aber zur Bereitstellung von Energie und es wirkt offenbar an der »Reparatur« von Gehirnzellen mit.

Co-Enzym Q10 kann Herzinfarkten und Krebs vorbeugen und schützt die Nerven. Es ist daher auch bei Herzneurose und beim Mitralklappenprolaps-Syndrom (siehe S.60 bzw. S.64) empfehlenswert. Als Nahrungsergänzung nimmt man 30-60 mg reines vegetarisches Co-Enzym Q10 (HerzpatientInnen wurden bis zu 200 mg täglich mit Gewinn verabreicht). Nebeneffekte gibt es keine, holen Sie aber ärztlichen Rat ein, falls Sie Blutgerinnungshemmer oder Herzmedikamente nehmen! Co-Enzym Q10 scheint noch besser in Verbindung mit Mikroalgen (s.u.) zu wirken.

Seetang

Algen sind Überlebenskünstler. Sie gehören zu den ältesten Organismen der Erde und enthalten praktisch alle für den Körper notwendigen Nährstoffe.

Seetang ist die Sammelbezeichnung für Braun- und Rotalgen (Laminaria), die im Meer gedeihen. In China und Japan werden diese Algen traditionell zur Krebsbekämpfung und Abwehrsteigerung eingesetzt und stehen täglich auf dem Speiseplan. Die Arten Wakame (auch Alaria) und Nori (auch Laver) zeigten in

Versuchen gefäßschützende und antibiotische Wirkung. Weitere Speisealgen sind Dulse, Hitziki oder Kelp. Ihr Genuss versorgt das Blut mit Kalzium, Kalium, Magnesium, Eisen und vielen Spurenelementen, allen voran natürlichem Jod. Die enthaltenen Carotinoide und Vitamin C wirken antioxidativ. Sie brauchen keine großen Mengen Algen essen, um die Vorteile zu nutzen. Trockenes Nori kann man einfach in Suppen und Saucen streuen. Es eignet sich hervorragend zum Ausgleich eines Vitamin-B-Mangels.

Hinweis: Die sehr jodhaltige Kelp-Alge wird auch als Nahrungsergänzung in Gewürzform angeboten (z. B. *Kelpamare, Kelpasan* bzw. *Algasan* von A. Vogel). Ihr Gebrauch ist weit sinnvoller als die Verwendung von jodiertem Speisesalz. Seien sie aber vorsichtig bei Schilddrüsenproblemen.

Blaugrüne Mikroalgen (Spirulina, AFA)

1978 interessierte sich der Amerikaner D.J. Kollman als einer der Ersten für Mikroalgen. Im Klamath-See in Süd-Oregon entdeckte er schließlich ein riesiges natürliches Vorkommen der blaugrünen Alge Afanizomenon Flos Aquae (AFA). Diese Uralge enthält neben Vitaminen und Mineralien 23 verschiedene Aminosäuren (darunter alle essentiellen) in nahezu genau der Zusammensetzung, die unser Körper braucht. Das Protein (Eiweiß) dieser Alge ist so geartet, dass es unmittelbar dem Gehirnstoffwechsel zur Verfügung steht, weshalb man AFA oft als »Gehirnnahrung« erster Güte bezeichnet.

Die (etwas preiswertere) Mikroalge Spirulina hat ähnliche Vorzüge. Hier kommen die besten Qualitäten aus Hawaii.

Mikroalgen nehmen Sie am besten als Tabletten oder Vegicaps, normalerweise 6 Stück täglich in Verbindung mit viel Flüssigkeit. Die Hersteller geben genauere Informationen, die Sie auch in Büchern zum Thema finden (⇨ Literaturangaben). Wundermittel sind diese Algen aber keine und nicht jede/r mag sie. (Es scheint, als seien sie z.B. für blonde, »nordische« Typen verträglicher.)

Hinweis: Seien Sie bei Schilddrüsenüberfunktion wegen des Jodgehalts von Algen (besonders Kelp) vorsichtig. Es gibt allerdings auch eine jodfreie Spirulina (Kani), die selbst bei Schilddrüsenproblemen genommen werden kann (hergestellt von der Firma Bonvita; in Apotheken erhältlich).

Brottrunk und Fermentgetreide

Der Original-Brottrunk wurde von Bäckermeister Wilhelm Kanne im deutschen Lünen »erfunden«. Das Getränk entsteht durch natürliche Brot-Vergärung, wobei sich Brotmilchsäure mit einem eigenen Lactobacterium, aber kein Alkohol bildet. Brottrunk erhöht messbar den Sauerstoffgehalt des Blutes. Nervöse und müde Testpersonen fühlten sich angenehm entspannt. Erschöpfung und Schlafstörungen besserten sich, was ÄrztInnen auf den Tryptophan- und Glutaminsäuregehalt von Brottrunk zurückführen (⇨ Aminosäuren, S.157). Während einer Trinkkur normalisieren sich auch niedrige Kalzium-, Magnesium- und Kaliumwerte.

Fermentgetreide ist der verbleibende Bodensatz nach Abfilterung des Brottrunks. Er enthält ebenfalls wertvolle Stoffe. Brottrunk/Fermentgetreide-Kuren wurden erfolgreich bei Depressionen und Ängsten eingesetzt. Auch eine Pilzbelastung des Körpers kann man so eindämmen.

Von Brottrunk trinken Sie über mehrere Monate 3 mal täglich mindestens 100 ml. Er erinnert geschmacklich an Sauerkrautsaft (mischbar mit Apfelsaft oder Wasser). Fermentgetreide passt gut in Suppen und Saucen oder man rührt es in Joghurt oder Saft (4- 6 TL täglich). Entgiftungsreaktionen (Unwohlsein, Durchfall, Kopfweh) können anfangs auftreten, sind aber völlig harmlos.

Wichtig scheint mir noch folgendes: Wilhelm Kanne fand in Versuchen heraus, dass rohes Getreide (»Schnitzer-Müsli«) im Darm zu Säuren und Alkohol vergärt. Sogar Leistungssportler reagierten mit Müdigkeit und Blähungen. Das war nicht der Fall, wenn sie Brot oder warme Getreidespeisen aßen. Verfallen Sie also nicht der modernen Rohkost- und Müsli-Manie. Kein (Natur)volk der Erde würde freiwillig ungegartes Getreide essen.

Schwarze Zuckerrohrmelasse

Echte (!) Zuckerrohmelasse (kein dunkler Sirup) kann aufgrund des enormen Mineraliengehalts (vor allem Kalium und Chrom) viele Mängel ausgleichen und bei Blutunterzuckerung (⇨ Hypoglykämie, S.68) und Herznervosität von großem Wert sein.

Einnahme: 1 TL Melasse in ½ Tasse heißem Wasser auflösen und mit kaltem Wasser auffüllen (2 mal täglich einige Wochen lang). Man kann sie auch in warmer Milch auflösen oder mit Apfelmus vermischen. Nicht unverdünnt nehmen.

Rohe schwarze Zuckerrohrmelasse bekommen Sie in guten Reformhäusern.

Pollen

Pollen wurden schon von indigenen nordamerikanischen Völkern als Vitalstoffquelle geschätzt. Sie sind eine gute Alternative zu Algen und enthalten viel wertvolles Protein (⇨ Aminosäuren, S.157). Genaueres siehe im Kapitel »Apitherapie«, S.126. Nehmen Sie anfangs nur kleine Mengen um die Verträglichkeit zu prüfen. Gut kauen! Bei bekannter Bienenstichallergie keinerlei Bienenprodukte einnehmen!

Bienenpollen ist in vielen Reformhäusern und Apotheken erhältlich (⇨ Anhang/Adressen unter Apitherapie).

Padma 28

Padma 28 ist eine original tibetische Kräutermischung, die aufgrund ihres hohen Gehalts an Polyphenolen (Flavonoide, Tannine) das Immunsystem wirksam unterstützt, was logischerweise auch dem seelischen Befinden zugute kommt (⇨ Tibetische Medizin, S.119 und Anhang/Adressen zu Tibetische Medizin).

Edelsteinpulver (in Tee oder Kapseln)

Nanometerfeines Edelsteinpulver enthält energetische Informationen und die seltenen Spurenelemente der Ausgangskristalle. Die Einnahme entspricht ayurvedischen Prinzipien – eine lohnenswerte Alternative zu Vitalstoffpräparaten. Mehr dazu unter »Lithotherapie«, S.133. Wenn Sie Zimtgeschmack mögen, probieren Sie den Edeltsteintee (⇨ Phytotherapie, S.105).

Knoblauchöl

Knoblauchölkapseln werden meist eingenommen um der Arterienverkalkung vorzubeugen, doch sie mindern auch Nervosität und Angst. Die beliebten »Alterspillen« enthalten nämlich nicht nur Vitamin B1, sondern auch Selen, Zink und Schwefelverbindungen. Tatsächlich können sie Forschungen zufolge die 60-prozentige Beruhigungswirkung von Valium entfalten. Also ausprobieren.

Knoblauchkapseln in entsprechender Dosierung erhalten Sie in Apotheken und guten Fachdrogerien.

KAPITEL 6
Schnelle Hilfe auf einen Blick – das Notfallprogramm

AngstpatientInnen, denen das Wasser buchstäblich bis zum Hals steht, werden nach dem ersten Durchblättern des Buches vielleicht denken: Wo soll ich denn da bloß anfangen? Deshalb hier noch einmal ein Kurzüberblick in Einzelschritten.

Gehen Sie so vor:

1. Gründliche ärztliche Untersuchung (ist vermutlich schon erfolgt). Ergebnis: Sie sind organisch gesund, wollen aber keine Psychopharmaka schlucken. (Es ist jedoch kein »Versagen«, dies in absoluten Krisensituationen zu tun).

2. Lesen Sie die Kapitel »So nutzen Sie dieses Buch« (S.14) und »Selbsthilfe – Sinn und Grenzen« (S.93).

3. Nehmen Sie ein pflanzliches Beruhigungsmittel mit einem Gesamtauszug aus der Kava-Kava-Wurzel ein (⇨ Phytotherapie, S.103), das Angstgefühle wirksam mindert. Besorgen Sie auch die bachschen Notfalltropfen und nehmen diese in Situationen akuter Panik (4 Tropfen in einem Glas Wasser, so oft wie nötig). Eine andere Möglichkeit ist die Kombination von

Johanniskraut mit einem höher dosierten Mittel (forte) aus Baldrian und Hopfen bzw. Passionsblume (ï Phytotherapie, S.100).

Behandeln Sie 3-4 mal täglich die im Kapitel »Akupressur« (S.117) empfohlenen Punkte.

4. Lesen das Kapitel »Akzeptieren« (S.94) und versuchen Sie, den Mechanismus zu verstehen und anzuwenden.

Die genannten Maßnahmen sollten Ihnen genügend »Luft« verschaffen, um den Rest des Buches in Ruhe zu studieren. Sie werden dann lernen, Ihre Symptome besser zu deuten und wirksame Selbsthilfeverfahren kennenlernen. Beginnen Sie auch bald damit, bewusster zu essen. Unsere Nahrung hat größten Einfluss auf das seelische Wohlbefinden (⇨ »Heilfaktor Ernährung«, S.145).

Mit diesem »Rüstzeug« wird es auch Ihnen möglich sein, Ihre ganz persönliche »Kombinationstherapie« gegen die Angst zu finden. Viel Erfolg!

KAPITEL 7
Ansichten und Einsichten

WARUM ALTERNATIVMEDIZIN?

Mit diesem Buch will ich keineswegs der Schulmedizin ihren Wert absprechen. Wir könnten heute nicht mehr auf die Therapiemöglichkeiten verzichten, welche sie uns bietet. Was ich aber verurteile ist die Praxis der universitären Medizin, sich zum Richter über andere Heilverfahren aufzuschwingen und für jedes seelische Leiden chemische Puffer zu empfehlen.

Der fruchtlose Streit zwischen der sogenannten Allopathie und VertreterInnen alternativer Heilweisen entzündet sich schon an der unterschiedlichen Sicht von Krankheit und Gesundheit. Die Naturheilkunde geht vom Prinzip des »nil nocere« aus – den PatientInnen vor allem nicht zu schaden. Die Schulmedizin setzt auf die Unterdrückung von Symptomen. Hinter ihr steht ein ganzes Imperium von Wissenschaftlern, Geräteherstellern und Pharmagiganten. »Außenseitermethoden« sind nur von Interesse, wenn die Kasse stimmt. Die meisten ÄrztInnen haben absolut nichts dagegen, morgen gut an dem zu verdienen, was sie heute als Unsinn abtun. Das stimmt bedenklich.

Doch auch unsere Mitschuld sei nicht verschwiegen. Wir erwarten, dass gegen jedes Leiden ein Medikament existiert oder doch bald gefunden wird. Krankheitsbilder verdrängen den Menschen als ganzheitliches Wesen aus dem Blickfeld. Von Vorbeugung und gesunder Lebensführung will kaum jemand etwas hören. Pharmazeutische Forschung ist längst zum Selbstzweck geworden, und ständig wiederholt sich »der Irrtum des Irrtumkorrigierens«. Wir glauben, jeden Irrtum durch erneutes Forschen wettzumachen, bis sich diese »neuen« Erkenntnisse wiederum als Irrtümer erweisen.

Die kranken HeilerInnen

In einem System, das dem Ausmerzen von Krankheiten ergeben ist, werden die TherapeutInnen selbst zu Opfern. Westliche ÄrztInnen sind kaum gesünder als ihre PatientInnen. Ihre Lebenserwartung ist statistisch gesehen niedrig. Es ist wohl so, wie der Arzt und Autor Till Bastian es formulierte:

> »Und warum sollte der Arzt in einer umweltzerstörenden Gesellschaft anders mit den Menschen umgehen, als die Erbauer von Landebahnen, Atomkraftwerken und Schnellstraßen mit der Landschaft?«

(Till Bastian: *Arzt, Helfer, Mörder – Eine Studie über die Bedingungen medizinischer Verbrechen*, Paderborn 1982, S. 8)

Dem ist nichts hinzuzufügen.

Schimpfwort Esoterik

Viele der in diesem Buch erwähnten Heilmethoden – seien es Bachblüten, Aura-Soma oder Lithotherapie – werden bereits zur »esoterischen Medizin« gezählt. Der Ausdruck Esoterik ist leider zum Reizwort einer ganzen Bewusstseinsindustrie avanciert.

Die wahre Esoterik schlägt Brücken in Bereiche, die sogenannte »realistisch« denkende Menschen als unwissenschaftlich, geistig abgehoben oder einfach nicht existent abtun. Diese Bereiche können mystischer, religiöser oder heilerischer Natur sein. Manch »guter Christ« sieht sich durch die Esoterik bedroht. Ein sicheres Zeichen für das kindlich-abhängige Glaubensverständnis patriarchalischer Religionen.

Die Schulmedizin bezeichnet gerne alle Heilweisen als »esoterisch«, die nicht in ihr Konzept der rationalen Beweisbarkeit passen. Jene, die am besten zu wissen glauben, dass Esoterik Unfug ist, haben sich nie mit ihren Inhalten auseinandergesetzt. Hier wäre es angebrachter, sich in Schweigen zu üben.

Grenzen und Gefahren

EsoterikerInnen sind seelisch-geistige GrenzgängerInnen. Menschen, die Neuem (und Altem) aufgeschlossen gegenüberstehen; die instinktiv wissen, »dass da mehr ist«. Sie werden unschwer erkennen, ob Sie dazu gehören.

Wir gehen leider zunehmend einer Ära der LebensberaterInnen, Gesundheits- und sonstigen »TrainerInnen« entgegen. LehrerInnen sind gefragt, und nicht wenige fühlen sich als solche. Unsere Tendenz zur »Sinnsuche« resultiert aus der Erkenntnis, dass Macht, Geld und Leistung kein Menschenleben ausfüllen. Doch nicht selten endet diese Suche in den Armen geschickter SeelenfängerInnen – in der Unfreiheit des eigenen Denkens und Handelns. Auch diverse Sekten wittern hier eine Gelegenheit, sich unter das Heer neuer Leitfiguren zu mischen.

Seien Sie grundsätzlich misstrauisch bei Gratisveranstaltungen (ein beliebtes Lockmittel), wenn es sehr aggressiv oder betont »liebevoll« zugeht und falls man Sie nachhaltig zur »Mitarbeit« auffordert, über Kritik jedoch hinweggeht.

Schalten Sie Ihren gesunden Menschenverstand nicht aus, dann brauchen Sie sich vor Esoterik und Sekten nicht zu fürchten. (Ich persönlich fürchte mich auch vor katholischen Bischöfen, die via Medien behaupten, vorlaute Frauen gehörten »umerzogen«).

Lassen Sie sich niemals von jemandem, egal ob Arzt, Ärztin oder TherapeutIn, dominieren, wie kompetent solche ExpertInnen auch auftreten mögen. Es gibt überall Menschen, die ihre (Macht)position missbrauchen. Auch über die Opfer ärztlicher Fehlgriffe und gewisser »klinischer« Psychotherapien könnte man Bücher verfassen!

Angst und Partnerschaft

»Mein Mann ist mir keine Hilfe, er will nichts mehr davon hören, ja er macht mir sogar Vorwürfe.« Kommt Ihnen dieser Satz bekannt vor? Ein liebender Partner wird immer versuchen zu verstehen und zu helfen. Wieviel AngstpatientInnen ihrer Umgebung aber tatsächlich abverlangen, sehen die meisten erst später vorurteilslos ein. Das Wesen der Angsterkrankung ist für Gesunde nur schwer nachvollziehbar.

Die andere Seite der Medaille

In therapeutischen Gesprächen mit AngstpatientInnen zeigt sich oft, dass zuerst sie es waren, die große Belastungen in einer Beziehung auf sich genommen haben, bevor ihre Krankheit sie daran hindert, weiter zu machen wie bisher. Das Verschweigen und Ausklammern seelischer Verletzungen erzeugt ungeheure negative Energien. Viele Frauen erleben ihre Beziehung schon lange vor Ausbruch der Krankheit als lieblos und bevormundend. Und so unglaublich es klingt: nicht wenige Männer beklagen sich im Laufe einer Therapie darüber, wie selbständig und »anstrengend« ihre Frau plötzlich geworden sei. Es gibt sogar Fälle, in denen die Partner von AngstpatientInnen ihrerseits Krankheitssymptome entwickeln, nachdem der »kranke Teil« die Angst bewältigt hat. Das muss nicht immer zutreffen, doch oft scheint es, als ziehe auch der/die gesunde PartnerIn irgendeinen Gewinn aus der Hilflosigkeit des/r anderen.

Was tun?

Objektiv gesehen behindern PartnerInnen, die ihre Mitverantwortung völlig ablehnen die Heilung ebenso wie solche, die überaus beschützend agieren und AngstpatientInnen jede Belastung abnehmen. Beide Extreme erzeugen neue Schwierigkeiten, denn weder ist es fair, einem Teil die »Schuld« zu geben, noch haben »Gesunde« das Recht, Angstkranken Ratschläge zu erteilen, die meist nur aus Unwissenheit oder Ungeduld resultieren. Wer Panik und Todesangst erlebt, ist nicht gesund und kann sich auch nicht so verhalten.

PartnerInnen und Angehörige von Angstopfern müssen begreifen:

- dass die Angststörung absolut nichts mit Einbildung oder Willensschwäche zu tun hat;
- dass Heilung nicht von heute auf morgen geschieht und zahlreiche Rückschläge einzuplanen sind;
- dass ihre Unterstützung im Sinne von Mitverantwortung gefragt ist;
- dass Liebe und ehrliche Zuwendung (kein falsches Mitleid!) oft mehr bewirken als Pillen und teure Therapien.

So traurig es schließlich ist: viele Partnerschaften zerbrechen an der Angst. Die Angsterkrankung ist eine Situation, in der wir besonders schmerzlich erkennen, dass wir im Grunde auf uns selbst gestellt sind. Vergessen Sie andererseits nicht, dass die Angst auch alltägliche Probleme bedrohlicher erscheinen lässt. Ein Ehepartner oder eine Ehepartnerin, der/die bereit und willens ist, dies alles mit Ihnen durchzustehen, verdient Achtung, und für manche Beziehung wird diese Zerreißprobe am Ende zu einer Bereicherung.

KEIN VORRECHT DER ERWACHSENEN

Lassen Sie mich an dieser Stelle noch auf ein viel zu wenig beachtetes Faktum hinweisen: Angststörungen kennen kein Alter. Mehr Kinder als uns lieb ist, leiden daran. Sie bekommen meist das Etikett »Schulphobie« und nicht selten auch Medikamente verpasst. Ich hoffe für sie alle, ihre Eltern und LehrerInnen, dass hier ein Aufklärungprozess in Gang kommt. Gerade Kinder sprechen ausgezeichnet auf Bachblüten, Aura-Soma und andere sanfte Therapien an, da ihre »Antennen« noch viel feiner sind. Jugendliche Angststörungen bringen großes Leid über Familien und die verzweifelten Kinder werden schlimmstenfalls als unwillig und faul, ja als kleine »Simulanten« abgestempelt. Vielleicht kann mein Buch auch hier eine Hilfestellung sein.

IST DIE ANGST WEIBLICH?

Allem Anschein nach ja. Die überwiegende Mehrheit der Angstopfer sind Frauen. Wie Untersuchungen zeigen, nehmen Frauen bereitwilliger fachliche Hilfe in Anspruch als Männer. Diese neigen eher dazu, ihre Probleme durch Suchtverhalten oder körperliche Symptome zu »überlagern«. TherapeutInnen bekommen also häufiger Frauen mit seelischen Problemen zu Gesicht. Ihnen wird auch eher Schwäche und Hilfsbedürftigkeit bescheinigt. Weitaus mehr Frauen als Männer avancieren zu »Karrierepatientinnen« und sie werden öfter zum Zielpunkt sinnloser Therapien.

Der Gebrauch von Psychopharmaka ist eine Domäne der Frauen. Sie halten sich zwar an leichtere Kaliber wie Tranquilizer und Schmerzmittel, während Männer bei der Einnahme von Lithium und Neuroleptika die Statistik anführen – ÄrztInnen verordnen Frauen aber mehr als doppelt so oft chemische Seelentröster als dem »starken Geschlecht«.

Das Stigma der Unangepasstheit

Die institutionalisierte Psychiatrie wurde immer auch dazu missbraucht, Frauen in ihrer scheinbaren emotionalen »Verrücktheit« einzubremsen. Daran hat sich bis heute nicht unbedingt viel geändert, wenn auch die Vorzeichen andere sind. Ein Mann, der mit psychischen Problemen seinen Arzt aufsucht, wird eher damit beruhigt, das Ganze sei »nicht so schlimm« und werde sich »mit etwas Sport und Erholung« bald geben. Eine Frau verlässt die Praxis des Arztes äußerst selten ohne »beruhigende« Medikamente.

Wie Peter Breggin in seinem Buch *Giftige Psychiatrie, Teil 2* (⇨ Literaturangaben) ausführt, behandeln nicht wenige Therapeuten Frauen so, als hätte ihr Leiden etwas Kindliches, eben typisch Weibliches. Je höher indes Intelligenz und Ausbildungsgrad einer Patientin sind, umso eher fühlen sich vor allem männliche Therapeuten in ihrer Kompetenz bedroht und trachten danach, das Problem als »biologisch bedingt« darzustellen, sprich: Psychopharmaka zu verabreichen.

Frauen sind schon aufgrund ihrer Erziehung, durch Geburten und Menstruation sowie gesellschaftliche Faktoren einem weit höheren Risiko ausgesetzt, psychisch zu erkranken. Statt sich nach außen zur Wehr zu setzen, wählen viele den Weg der Selbstaggression – sie entwickeln Depressionen, Zwänge und Phobien. Eine vorwiegend männlich geprägte Psychiatrie beglückt sie dafür mit den neuesten Medikamenten. Insgesamt ist auch heute die Vorgangsweise vieler (und nicht nur männlicher) TherapeutInnen ihren Klientinnen gegenüber von jeder Menge Ignoranz und Überheblichkeit geprägt.

Denken Sie daher als Angstpatientin daran: kein Arzt und keine Ärztin oder TherapeutIn hat – aus welchen Gründen immer – das Recht, Sie herablassend oder bevormundend zu behandeln. Sie allein bestimmen, für welche Form der Behandlung Sie sich entscheiden. Finden Sie nicht die Kraft, sich verbal zu behaupten, kehren Sie solchen »ExpertInnen« wenigstens unverzüglich den Rücken. Die Bachblütenmittel Cerato und Larch können Ihnen helfen, der eigenen Entscheidung zu vertrauen (⇨ Bachblüten, S.130).

AngstpatientInnen und Suizidgefährdung

> *»Es gehen freiwillig, wenn man es so nennen darf, jährlich über 20 000 Menschen in Deutschland aus dem Leben, weil niemand da ist. Und es gehen zig Hunderttausende für einen gewissen Zeitraum aus dem Leben. Das ist der Selbstmord auf Zeit, weil keine Menschen da sind.«*
>
> Dr. Walter Lechler, Psychotherapeut und Psychiater (Vortrag anlässlich der Luzerner Psychotherapietage 1995)

Sind AngstpatientInnen selbstmordgefährdet? Ich würde sagen, sie sind es nicht mehr und nicht weniger als »normale« Menschen auch. Welche Angstpatientin, die keine Hilfe findet, hat es nicht schon gedacht oder es gar ausgesprochen: »Am liebsten wäre ich tot!«? Die meisten Betroffenen fassen damit einfach ihre Verzweiflung in Worte.

Eine Fachärztin für Neurologie, an die ich mich wandte, fiel gleich mit der Tür ins Haus: »Wollen Sie denn sterben?« – Ich weiß noch, wie diese plumpe Direktheit mich wütend machte. Ich wollte ja im Gegenteil leben, aber die Angst hinderte mich daran. Ein anderer Arzt und Psychotherapeut schenkte mir gerade fünf Minuten seiner wertvollen Zeit und verordnete dann die bekannte Medikamententrias: einen Tranquilizer, ein Antidepressivum und ein Schlafmittel (letzteres hätte mich mühelos ins Jenseits befördert). Psychotherapie sei zu empfehlen – zugleich nannte er den stolzen Preis seiner Therapiesitzungen. Auf meine kleinlaute Antwort, das übersteige momentan meine finanziellen Möglichkeiten, meinte er achselzuckend, dann müsse ich eben »einen anderen Weg finden«. Wen wundert es, dass soviel Einfühlungsvermögen in AngstpatientInnen den Eindruck erweckt, sie könnten sich nur noch umbringen?

Was tun bei Suizidgedanken?

Suchen Sie unverzüglich die Hilfe einer vertrauenswürdigen Person, die fürs Erste bei Ihnen bleiben sollte. In Notfällen wenden Sie sich an die Telefonseelsorge (anonym und gratis - rund um die Uhr) oder eine Selbsthilfegruppe (⇨ Adressen im Anhang). Dort wird Ihnen umsichtig weitergeholfen. Wer an den falschen Arzt gerät, kann schnell in der Psychiatrie landen. Das ist im Ernstfall nicht das Schlechteste, führt aber meist in die chemische (und gesellschaftliche) Sackgasse. Wenn Sie vor Angst nicht mehr klar denken können, akzeptieren Sie für einen begrenzten Zeitraum die Hilfe eines Medikamentes. Beginnen Sie aber möglichst bald mit sinnvoller Selbsthife. Bevorzugen Sie ÄrztInnen/TherapeutInnen, die Ihr Selbstbewusstsein stärken, statt Sie zur Pillenkonsumentin zu erziehen.

Zu wenig genutzte Hilfen

- Lesen Sie den Abschnitt über Bachblüten: die Mittel können Leben retten und haben es vielfach getan. Nehmen Sie jedenfalls die Notfalltropfen und über eine längere Zeit die empfohlene Folgemischung.
- Behandeln Sie regelmäßig die im Abschnitt »Akupressur« (S.117) erwähnten Punkte.
- Die Aromatherapie (siehe S.128) setzt bei Trauer und Verzweiflung auf den »großen Heiler« Rosenöl. Eine Massage mit echtem Rosenöl kann immensen Trost spenden.
- Die Lithotherapie (siehe S.133) kennt Steine, die dabei helfen sich von Selbsttötungsgedanken zu lösen. Pyrit(sonnen), Rauchquarz und schwarzer Turmalin (Schörl) sind solche Helfer.
- Auch Aura-Soma (⇨ Aura-Soma und Farbtherapien, S.136) leistet unschätzbare Hilfe. Nach der Gabe chemischer Mittel helfen »Balance-Öle« und Pomander, den körperlichen Schock gering zu halten. Viele BeraterInnen kommen auch ins Haus.
- Lassen Sie Ihren Schlafplatz untersuchen! Selbstmordgefährdete Menschen schlafen fast immer auf geopathischen Störzonen (⇨ Umwelteinflüsse, S.89).

Ich persönlich würde SuizidkandidatInnen ein Buch: *Das Licht von drüben* von R. A. Moody (⇨ Literaturangaben) in die Hand drücken und bei Ihnen bleiben, bis sie es gelesen haben. Die Berichte klinisch toter, reanimierter Personen sind Zeugnisse tiefer Einsicht. Keine/r der geretteten SelbstmörderInnen, die ein sogenanntes Nahtod-Erlebnis hatten, unternahm einen zweiten Versuch. Alle Befragten sprachen über ihre Begegnung mit einem Lichtwesen und wie es ihnen half zu erkennen, dass nichts in diesem Leben schwerer wiegt als die Liebe, und das Vertrauen anzunehmen, was kommt.

Und noch etwas sollten wir bedenken: Selbstmorde lassen sich nicht einfach »verhindern«. Weder durch Medikamente noch durch hochtrabende Diskussionen möglicher Hintergründe. Auch Schuldzuweisungen ändern nichts. Es ist bekannt, dass viele Menschen, deren Selbsttötung abgewendet wurde, später durch »Unfälle« oder akute Krankheiten sterben. Wer entschlossen ist zu gehen, findet immer einen Weg. Was wir alle jederzeit geben können, ist Trost und liebevolle Nähe. Wie oft aber versäumen wir gerade das.

GEBEN SIE IHRE ERFAHRUNGEN WEITER

Viele Probleme konnte ich in diesem Buch aus Platzgründen nur streifen und so manches blieb ungesagt. Umso mehr interessieren mich die persönlichen Erfolge meiner LeserInnen. Sie könnten die Grundlage für ein zweites »Angstbuch« bilden, das näher auf die persönliche Situation von Angstkranken eingehen soll.

Erzählen Sie von Ihrer eigenen »Spurensuche« und helfen Sie damit anderen Betroffenen. Datenschutz ist selbstverständlich garantiert. Sie können auch anonym antworten. Im Rahmen des Möglichen beantworte ich gerne offene Fragen. In diesem Fall bitte Rückporto (internationalen Antwortschein) beilegen.

Richten Sie Ihre Zuschriften bitte an:

Orlanda Verlag
Zossener Str. 55-58
D-10961 Berlin
Fax: +49-30-215 39 58
Email: orlanda@aol.com

Anhang

VERWENDETE UND WEITERFÜHRENDE LITERATUR

Allgemein

Bastian, Till: *Arzt, Helfer, Mörder – Eine Studie über die Bedingungen medizinischer Verbrechen*, Paderborn 1982
Dowling, Colette: *Perfekte Frauen. Die Flucht in die Selbstdarstellung*, Frankfurt a. Main 1992
Eccles, John C.: *Gehirn und Seele. Erkenntnisse der Neurophysiologie*, München 1987
Frederich, Bernd: *Zuflucht in der Krankheit suchen. Die Angst vor dem Partner*, München 1990
Heisterkamp, Jens: *Was ist Antroposophie?*, Dornach 2000
Lerner, H. G.: *Wohin mit meiner Wut? Neue Beziehungsmuster für Frauen*, Frankfurt am Main 1992
Messing, Norbert: *Das Gesundheits-Adreßbuch (Deutschland)*, 2. Aufl. Bad Schoenb. 1996
Moody, Dr. Raymond A.: *Das Licht von drüben*, Reinbek 1989
Sontag, S.: *Krankheit als Metapher*, München 1977

Akupressur

Bahr, Dr. med. Frank R.: *Akupressur*, München 1991
Stürmer, Ernst: *Asiatische Heilkunst*, Augsburg 1996

Angst allgemein

Butollo, Willi: *Die Angst ist eine Kraft*, Weinheim 2000
Cayce, Hugh Lynn: *Angst nicht fürchten, sondern überwinden*, Freiburg 1981
Henley, Arthur: *Angst vor der Angst*, München 1990
Jeles, Johanna: *Es war einmal die Angst*, Frankfurt a.M. 1999
Lenné, Raphael: *Das Urphänomen Angst. Analyse und Therapie*, München 1978
Marks, Isaak: *Ängste verstehen und bewältigen*, 2. Aufl., Berlin 1993
Rieman, Fritz: *Grundformen der Angst*, München 2000
Tricket, Shirley: *Angstzustände und Panikattacken erfolgreich meistern*, Zürich 1995

Weekes, Claire: *Selbsthilfe für Ihre Nerven: ein ärztlicher Ratgeber zur Überwindung der Angst und Wiedererlangung seelischer Kräfte*, Bergisch-Gladbach 1986

Angst, Erscheinungsformen

Hoffmann, Nicolas: *Wenn Zwänge das Leben einengen*, Mannheim 1990
Lair, Jaqueline C./Lechler, Dr. Walter H.: *Von mir aus nennt es Wahnsinn*, Stuttgart 1992
Mathews, Andrew/Gelder, Michael/Johnston, Derek: *Agoraphobie – eine Anleitung zur Durchführung der Exposition in vivo unter Einsatz eines Selbsthilfemanuals*, Dt. Bearbeitung: Wilke, Cornelia/Hand, Iver, 2. Aufl., Basel 1994
Mathews, Andrew: *Platzangst*, Freiburg i. Br. 1994
Mentzos, Stavros (Hrsg.): *Angstneurose*, Frankfurt a. Main 1992
Richter, Horst-Eberhard/Beckmann, Dieter: *Herzneurose*, 2. Aufl., Stuttgart 1973
Wilke, Cornelia/Hand, Iver: *Agoraphobie* (siehe Autoren Mathews, Andrew u.a.)

Apitherapie

Caillas, Alain: *Zwei hochwertige Nährstoffe: Gelee Royale, Pollen: Herkunft, Gewinnung, Zusammensetzung und Eigenschaften.* Infoschrift des Autors (Dipl.-Landwirt und Bienenforscher), o. J.
Ebel, Gottlieb: *Gesundheit aus der Bienenapotheke*, München 1997
Herold, Edmund: *Heilwerte aus dem Bienenvolk*, 16. Aufl., Bergisch 2000
Uccusic, Paul: *Doktor Biene. Bienenprodukte – ihre Heilkraft und Anwendung in der Heilkunst*, 6. Aufl., Kreuzlingen-München 1990
Zieger, Rolf: »Propolis – Wächter der Gesundheit«, in: *Volksgesundheit* 4/84

Aromatherapie

Arcier, Micheline: *Die Wohltat der Düfte*, München 1992
Tisserand, Robert B.: *Das ist Aromatherapie. Heilung durch Duftstoffe.* Freiburg 1993

Aura-Soma und Farbtherapien

Dalichow, Irene/Booth, Mike: *Aura-Soma*, München 1994

Kraaz von Rohr, Ingrid: *Farbtherapie – kurz und praktisch*, Freiburg 1993*
dies.: *Farbtherapie aus der Küche – gute Laune kann man essen*, München 1996
Wall, Vicky: *Aura-Soma – Das Wunder der Farbheilung*, Frankfurt 1993

*Ein informatives Video über Color-Therapie: *Die richtige Farbe heilt* von Ingrid S. Kraaz von Rohr ist erhältlich beim Verlag Bauer, Freiburg.

Ayurveda

Schrott, Dr. med. Ernst: *Ayurveda für jeden Tag*, München 1994
ders.: *Die köstliche Küche des Ayurveda*, München 1995

Bachblüten

Bach, Dr. Edward: *Blumen, die durch die Seele heilen*, München 1999
Maly, Ilse: *Bach-Blüten als Chance und Hilfe*, 3. Aufl., Salzburg 1991
Scheffer, Mechthild: *Bach-Blütentherapie in Theorie und Praxis*, München 1998

Biochemie nach Dr. Schüssler

Deutsche Homöopathische Union: *Biochemie – Mineralstoff-Therapie nach Dr. med. Schüßler*, Karlsruhe, o. J.
Geiger, Gisela Elisabeth: *Die Schüssler-Mineralsalze – Das Praxisbuch der Selbstheilung*, München 1999
Hickethier, Kurt: *Lehrbuch der Biochemie*, 10. Aufl., Kemmenau 1994
Kirchmann, Dr. Karl: *Biochemie-Lexikon nach Dr. Schüßler*, Hamburg-Hansbruch 1990

Chinesische Naturheilkunde (TCM)

Bernau, Lutz: *Chinesische Atem- und Heilgymnastik*, München 1986
Flaws, Dr. med. Bob/Wolfe, H. Lee: *Das Handbuch der chinesischen Ernährungslehre*, Bern/München 1998
Hempen, Carl-Hermann: *Die Medizin der Chinesen*, München 1991
Höting, Hans: *Aktiv und gesund durch Qi Gong-Kugeln*, Baunach 1994
Lie, Foen Tjoeng/Zhao, Prof. Yi: *Vegetarische Diät-Therapie nach der Chinesischen Medizin*, Sulzberg 2000

Metzger W./Peifang, Zhou: *Taijiquan, Qigong. Der sanfte Weg zu innerem Gleichgewicht und Wohlbefinden*, München 1995
Reid, Daniel: *Chinesische Naturheilkunde*, Wien 1988
Williams, Tom: *Chinesische Medizin*, Rheda-Wiedenbrück 1997

Ernährung

Bayer, W./Schmitt, K.: *Vitamine in Prävention und Therapie*, Stuttgart 1991
Burgerstein, L.: *Heilwirkung von Naturstoffen*, 6. Aufl., Heidelberg 1991
Calatin, Anne: *Zeitkrankheit Nahrungsmittel-Allergie*, München 1988
Jean Carper: *Jungbrunnen Nahrung*, Berlin 2001
dies.: *Wundermedizin Nahrung*, München 1994
Fuchs, Elke: *Spirulina – Ein natürliches Nahrungs-Mittel mit Zukunft*, Verlag Naturgarten, A-8462 Gamlitz, o. J.
Goetz, Rolf: *Kochen mit Meeresgemüse*, Berlin 1986
Hunt, Douglas: *Angstfrei leben: der Einfluss der Ernährung auf das psychische Wohlbefinden*, Hamburg 1990
Kushi, Michio und Aveline: *Das große Buch der makrobiotischen Ernährung und Lebensweise*, 3. Aufl., Völklingen 1994
May, Wolfgang: *Die Heilkräfte in unserer Nahrung*, Regensburg 1989
o.A.: *Brottrunk und Fermentgetreide: Der natürliche Weg für Ihre Gesundheit*, Ratingen 1987
Pfeiffer, C.C.: *Nährstoff-Therapie bei Geisteskrankheiten*, Stuttgart 1986
Salvesen, Christian: *Blaugrüne Algen – Supernahrung für Körper und Geist*, Ritterhude 1997
Temelie, Barbara: *Ernährung nach den 5 Elementen*, Sulzberg 1999
Temelie, Barbara/Trebuth, Beatrice: *Das Fünf Elemente Kochbuch*, Sulzberg 2000
Van den Hoek, Christian: *Algen*, Stuttgart 1978
Worlitschek, M.: »Milchsäurehaltige Lebensmittel als Heilmittel im Sinne von Hippokrates«, in: *Erfahrungsheilkunde* Bd. 39, Heft 3, März 1990, Haug-Verlag, Heidelberg

Heilende Schwingungen

Hannemann, Holger: *Magnettherapie*, Wiesbaden 1991
Köhler, Bodo: *Bioresonanztherapie*, Neckarsulm 1994
Riedl-Michel, Madleine: *Geistheilung als Ergänzung zur Medizin*, Lenzburg 1985

Wiesendanger, Dr. Harald: *Auswege – wo Kranke geistige Hilfe finden. Ein kommentiertes Adressenverzeichnis* (Ausgabe A: D, Ausgabe B: A und CH), Schönbrunn o. J.

Hildegardmedizin

Basler Hildegard-Gesellschaft (Hrsg.): *Physica – Heilkraft der Natur* (Übers. von M. L. Portmann), Augsburg 1991
Hertzka, Gottfried/Strehlow, Wighard: *Die große Hildegard-Apotheke,* Freiburg i. Br. 1997
dies.: *Die Edelsteinmedizin der heiligen Hildegard,* Freiburg i. Br. 2001
dies.: *Die Küchengeheimnisse der heiligen Hildegard,* Freiburg i. Br. 2000
Posch, Helmut: *Was ist Hildegard-Medizin?,* St. Georgen i. A. 1983
ders.: *Eine neue Ära der Medizin?,* St. Georgen i. A. 1992

Homöopathie

Eichelberger, Otto: *Klassische Homöopathie I,* Stuttgart 1998
ders.: *Klassische Homöopathie II,* Stuttgart 1987
Hahnemann, Samuel: *Organon der Heilkunst,* Ausg. 6 A, Heidelberg 1992
Meyer, Eric: *Das große Handbuch der Homöopathie,* Genf 1989
Rohrer, Dr. Anton: *Homöopathie,* Leoben 1997
Sighartner, Heinz: *Natürlich leben, natürlich heilen,* Graz 1971
Stumpf, Werner: *So heilt Homöopathie bei Nervosität und Schlafstörungen,* München 1988
Ullmann, Dana: *Homöopathie – die sanfte Heilkunst,* Bern-München-Wien 1991

Hydrotherapie

Kneipp, Sebastian: *Meine Wasserkur/So sollt Ihr leben. Die weltberühmten Ratgeber in einem Band,* Bergisch 1998

Konventionelle Behandlungsmethoden, Psychopharmaka

Breggin, Peter: *Giftige Psychiatrie Teil 2,* Heidelberg 1997
Curran, Valerie/Golombok, Susan: *Bunte Pillen – Ade. Ein Handbuch zum Tablettenentzug,* München 1991
Ernst, Andrea/Füller, Ingrid: *Schlucken und Schweigen – Wie Arzneimittel Frauen zerstören können,* Köln 1988

Ringel, Erwin/Kropiunigg, Ulrich: *Der fehlgeleitete Patient – Psychosomatische Patientenkarrieren und ihre Akteure,* Wien 1983
Wurtzel, Elisabeth: *Verdammte schöne Welt. Mein Leben mit der Psychopille,* Berlin 1994
Zehentbauer, Josef: *Chemie für die Seele. Psyche, Psychopharmaka und alternative Heilmethoden,* Frankfurt 1991

Lithotherapie

Bourgault, Luc: *Ganzheitliche Edelsteintherapie,* Freiburg 1994
Pöttinger, Helga: *Harmonie und Heilkraft durch edle Steine,* Innsbruck 1994
Roller, Joachim: »Edelsteintherapie«, in: *Volksheilkunde aktuell,* 40. Jrg., April 1989

Mitralklappen-Prolaps-Syndrom

Frederickson, Lyn: *Wenn das Herz nicht klappt – Das Mitralklappen-Prolaps-Syndrom-Selbsthilfeprogramm,* München 1994

Musik und Tanztherapie

van Deest, Hinrich: *Heilen mit Musik. Musiktherapie in der Praxis,* Stuttgart 1994
Klein, Petra: *Tanztherapie,* Lilienthal/Bremen 1991
Wennerschou, Lasse: *Was ist Heileurythmie?,* Dornach 1994

Naturheilkunde und sanfte Heilmethoden, allgemein

Alexander, Maximilian: *Die (un)heimlichen Krankmacher – Biomedizinische Diagnostik und Therapie,* Düsseldorf 1992
Bettschart, R./Glaeser, G./Langbein, K./Saller, R./Skalnik, Ch.: *Bittere Naturmedizin,* Köln 1995
Block, Dr. med. Siegfried: *Leben ohne Gift,* Augsburg 1990
Fleig, Harald: *Heilen über die Wirbelsäule mit der Dorn- und Breuß-Methode,* Wehr/Baden 1995
Gartner, Dr. med. Karl: *Dr. Gartners Heilmittel für die Seele,* Wien 1996
Hansel, Jürgen: *Komplementäre Medizin – Die Heilkunst offener Systeme,* Regensburg 1988

Hochenegg, Dr. Leonhard: *Das Wunder der Heilung*, München 1995
Krauth, Klaus: *Die Ohrkerze in Theorie und Praxis*, Bochingen 1998
Kroiss, Dr. Thomas: *Naturheilkunde*, Wien 1997
Lowen, Alexander: *Bio-Energetik: Therapie der Seele durch Arbeit mit dem Körper*, Reinbek 1998
ders.: *Bioenergetik als Körpertherapie. Der Verrat am Körper und wie er wiedergutzumachen ist*, Reinbek 1998
Martin, Claus D.: *Die Chelat-Therapie*, München 1986
Naturheilverzeichnis der Schweiz, 2. Aufl., Flums 1995
Nissim, Rina: *Naturheilkunde in der Gynäkologie*, 10. überarb. Aufl., Berlin 1998
dies.: *Wechseljahre, Wechselzeit*, Berlin 2000
Ojeda, Linda: *Wechseljahre – der andere Weg*, München 1993
o.A.: *Contacta Med für Naturheilverfahren*, 5. Aufl., München, Wien 1997
Petzold, Hilarion/Orth, Ilse: *Poesie als Therapie*, Paderborn 1995
Riedl, Ingrid: *Maltherapie*, Stuttgart 1992
Verein für Konsumenteninformation – Stiftung Warentest: *Konsument extra: Die andere Medizin – Nutzen und Risiken sanfter Heilmethoden*, Berlin 1991

Phytotherapie

Fintelmann, Volker/Meußen, Hans Georg/Siegers, C.-P.: *Phytotherapie-Manual*, Stuttgart 1993
Frohn, Birgit: *Handbuch der psychoaktiven Pflanzen*, Augsburg 1999
Weiss, Rudolf Fritz/Fintelmann, Volker: *Lehrbuch der Phytotherapie*, Stuttgart 1999

Pilzerkrankungen (Mykosen)

Alternative Medicine Digest: »Grapefruit Seed Extract – A Multipurpose Natural Antibiotic«; in: *Natural Pharmacy*, USA 22/1994
Blechschmidt, Jutta/Meinhof, Wolf: *Candida-Mykosen in der Praxis*, Berlin 1988
Bleker, Dr med. Maria M.: *Blutuntersuchung im Dunkelfeld*, Hoya 1994
Drury, Susan: *Die Geheimnisse des Teebaums*, Aitrang 1994
Finck, Hans: *Die Anti-Hefepilz-Diät*, München 1996
Häfeli, Bruno: *Die Blut-Mykose*, BHS-Labor Ebikon, 1987
Markus, Dr. med. H./Fink, Hans: *Candida – der entfesselte Hefepilz*,

München 1995
Rieth, Hans: *Mykosen – Anti-Pilz-Diät*, Melsungen 1988
Sharamon, Shalila/Baginski, Bodo J.: *Das Wunder im Kern der Grapefruit*, Aitrang 1995

Psychologie, Psychoanalyse, Psychotherapie

Krech, David/Crutchfield R. S. u.a.: *Grundlagen der Psychologie*, Weinheim 1992
Kuiper, Piet C.: *Die seelischen Krankheiten des Menschen – Psychoanalytische Neurosenlehre*, Stuttgart 1997
Overbeck, Gert: *Krankheit als Anpassung – Der soziopsychosomatische Zirkel*, Frankfurt a. Main 1984
Reichelt, Monika: *Wegweiser Psychotherapie*, Düsseldorf 1989
Treichler, Dr. med. Markus: *Sprechstunde Psychotherapie*, Stuttgart 1993
Zehentbauer, Josef: *Psychotherapie – (Wieder-)Anpassung oder Befreiung*, München 1997

Tibetische Medizin

Asshauer, Dr. med. Egbert: *Heilkunst vom Dach der Welt – Tibets sanfte Medizin*, Freiburg 1997
Burang, Theodor: *Tibetische Heilkunde*, Zürich 1957
Clifford, Terry: *Die spirituellen Geheimnisse tibetischer Heilkunst*, Berlin 1996
Feyerer, Gabriele: *Padma 28 und andere tibetische Kräutermittel*, Aitrang 2001
Reichle, Franz (Hrsg.): *Das Wissen vom Heilen – Tibetische Medizin*, Bern 1997*
Tsarong, Tsewang: *Tibet und seine Medizin*, Innsbruck 1992

*Der Dokumentarfilm *Das Wissen vom Heilen* von Franz Reichle ist im Musikalienhandel erhältlich.

Umwelteinflüsse

Fritsch, Manfred: *Ein Leben unter Spannung – Krank durch Elektrizität*, München 1994
Rossbach, Sarah: *Feng Shui. Die chinesische Kunst des gesunden Wohnens*, München 2000

ADRESSEN- UND BEZUGSQUELLENVERZEICHNIS

Die folgenden Seiten bieten eine Auswahl hilfreicher Adressen sowie Bezugsquellen für die in diesem Buch genannten Mittel (jeweils für Österreich, Deutschland und die Schweiz). Trotz sorgfältiger Recherchen sind Fehlerquellen nicht vollkommen auszuschließen. Auf Telefonnummern wurde weitgehend verzichtet, da diese sich häufig ändern können und leicht zu eruieren sind. Wiederholt sei der Hinweis an die LeserInnen, dass vor jeder Anwendung, auch frei erhältlicher Präparate, die entsprechende ärztliche Diagnose bzw. Abklärung stehen soll. Besondere Vorsicht ist in der Schwangerschaft und Stillzeit angeraten.

Geschützte Produktnamen (Warenzeichen) werden nicht gesondert kenntlich gemacht. Daraus kann jedoch nicht geschlossen werden, dass es sich um einen freien Warennamen handelt.

Hilfsdienste in Notsituationen

A Die **Telefonseelsorge** erreichen Sie bundesweit unter der Nummer 142 (keine Vorwahl nötig). Die Nummer ist gebührenfrei und rund um die Uhr mit qualifizierten MitarbeiterInnen besetzt. Sie können anonym bleiben.

Sie können sich auch wenden an die
Beratungsstelle des katholischen Familienwerkes
der Erzdiözese Wien
Stephansplatz 6/V/13, 1010 Wien
Tel.: 01/515 52-3352
(auch schriftliche Anfragen möglich)

Weitere Anlaufstellen:

PSD – Psychosoziale Dienste (Notdienst)
Fuchsthallergasse 18/1, 1090 Wien
Tel.: 01/310 25 73 (tagsüber), 01/310 25 79 (nachts)

Kriseninterventionszentrum des Ludwig Boltzmann-Instituts für Sozialpsychologie
Spitalgasse 11/3, 1090 Wien
Tel.: 01/406 95 95-0 oder 406 99 66-0 (10–17 Uhr)

Psychosoziale Beratungsstelle für Frauen
Lehargasse 9/2/17, 1060 Wien
Tel.: 01/587 67 50

B.Ö.P. – HELP-LINE
(Info-Telefon des Berufsverbandes österreichischer Psychologen)
Kostenlose Beratung
Tel.: 01/407 91 92

D Die rund um die Uhr erreichbaren freecall-Nummern der Telefonseelsorge lauten:
0800-111 01 11 (evangelisch) oder
0800-111 02 22 (katholisch)
(AnruferInnen können anonym bleiben)

Außerdem helfen weiter:

Die Arche (Beratung in Lebenskrisen)
Viktoriastraße 9, 80803 München
Tel.: 089/33 40 41

Emotions Anonymous (EA)
Katzbachstraße 33, 10965 Berlin
Tel.: 030/786 79 84

**Beratungsstelle des Diakonischen Werkes
der evangelischen Kirche**
Stafflenbergstraße 76, 70184 Stuttgart
Tel.: 0711/60 09 09

Beratungsstelle der katholischen Caritas-Verbände
Christophstraße 8, 70178 Stuttgart
Tel.: 0711/60 09 09

Deutsche Gesellschaft Zwangserkrankungen (DGZ)
PF 1545, 49005 Osnabrück
(Informationsbroschüre anzufordern unter Tel.: 0541/40 66 33)

CH Telefonseelsorge landesweit unter der Nummer 143 oder
»**SOS – chretiens a l'ecouter**«
Tel.: 0145/35 55 56

Kontaktstelle der Emotions Anonymous (EA)
PF 288, 4016 Basel

Nummern von Notrufdiensten finden Sie auch im örtlichen Telefonbuch bzw. in den Tageszeitungen. Kirchliche Stellen und das Rote Kreuz geben ebenfalls Auskunft.

Selbsthilfegruppen für AngstpatientInnen

A

Club D & A
Schottenfeldgasse 40/8, 1070 Wien
Tel.: 01/407 77 27

Selbsthilfegruppe Angst – Panik – Depression (Peter Nowotny)
Postfach 104, 1202 Wien

S.M.P.A.
(Denise Dolezal)
Raffaelgasse 31/11, 1020 Wien

SASH – Salzburger Angst-Selbsthilfe
Laufenstr. 36, 5020 Salzburg

Eine Übersicht über alle Selbsthilfegruppen in Österreich sowie Tipps zur Gründung einer solchen erhalten Sie bei:

SIGIS (Fonds gesundes Österreich)
Mariahilfer Straße 176, 1150 Wien
Tel.: 01/895 04 00–11
Internet: http://www.fgoe.org

Auskünfte über alle registrierten Angst-Selbsthilfegruppen in Ihrer Nähe, Gründungsinformationen etc. erteilt:

D

NAKOS
Albrecht Achilles-Straße 65, 10709 Berlin

Medizinisches Informations- und Kommunikationszentrum
Gesundheitsladen München e.V.
Aunstraße 31, 80335 München

Die Münchner Angst-Selbsthilfe (MASH)
Bayerstraße 77a, 80335 München
Herausgeberin der *Deutschen Angst-Zeitschrift (daz)*, die auch in Österreich und in der Schweiz bezogen werden kann. (Abos leider nur gegen Scheck/Bankeinzug: DM 20,– für 4 Ausgaben pro Jahr)

Die hilfreiche Broschüre *Angsterkrankungen – ein Ratgeber* können sie gegen DM 5,– in Briefmarken bestellen bei:
Forum für seelische Gesundheit
Psychiatrische Universitätsklinik Mainz
Untere Zahlbacherstraße 8, 55131 Mainz
Tel.: 06131/28 07 51

Informationen erhalten Sie über:

CH Selbsthilfezentrum Hinterhuus
Feldbergstraße 55, 4057 Basel

Equilibrium – Selbsthilfe-Verein
Neugasse 4, Postfach 4819, 6304 Zug
Tel.: 041/728 71 69

Kontaktstellen für Anfragen und Informationen über Ganzheitsmedizin/Naturheilverfahren

A Österreichische Gesellschaft für Ganzheitsmedizin
Kurbaderstraße 8, 1107 Wien

Bund für Volksgesundheit
Assmayergasse 42, 1120 Wien

Verein natürlichen Lebens
Christian Plattner-Straße 8, 6300 Wörgl

Erster Österreichischer Naturheilverein
Esterhazygasse 30, 1060 Wien
(Medizinische Beratung an jedem ersten und letzten Donnerstag im Monat, Voranmeldung erbeten unter 01/53 70 679)

Dr. med. Thomas Kroiss
Österreichische Gesellschaft für ganzheitliche Medizin
Speisingerstraße 187, 1238 Wien
oder: Gablenzgasse 7, 1150 Wien (Ordination)
(Arzt und Autor; persönliche Auskünfte über Fragen der Ganzheitsmedizin; Bestellung des interessanten Skriptums *Ganzheitsmedizin*)

D Ärztegesellschaft für Naturheilverfahren e.V.
Schmarjestraße 18, 14169 Berlin

Verband für unabhängige Gesundheitsberatung Deutschland e.V. (UGB)
Keplerstraße 1, 35390 Gießen

Zentrum zur Dokumentation für Naturheilverfahren e.V. (ZDN)
Hufelandstraße 56, 45147 Essen
(nennt Ihnen – gegen Rückporto – passende Therapien und TherapeutInnen)

ADRESSEN

Deutscher Heilpraktiker Fachverband e.V.
Maarweg 10, 53123 Bonn

Fördergemeinschaft für Erfahrungsheilkunde »Natur und Medizin« e.v.
Am Michaelishof 6, 53177 Bonn

Ärztegesellschaft für Erfahrungsheilkunde e.V.
Fritz Frey-Straße 21, 69121 Heidelberg

Zentralverband der Ärzte für Naturheilverfahren e.V.
Bismarkstraße 3, 72250 Freudenstadt

Gesundheitsladen München e.V.
Aunstraße 31, 80335 München

Vereinigung naturheilkundlicher Therapeuten e.V.
Bahnhofstraße 21, 86150 Augsburg

CH **Schweizerische Gesellschaft für ganzheitliche Heilkunde (SGGH)**
Postfach 2236, 3001 Bern

Schweizerischer Verband zur Förderung natürlicher Heilverfahren (SVNH)
Postfach 2348, 3001 Bern

SAGEM – Schweizerische Ärztegesellschaft für Erfahrungsmedizin
(Patienteninformationsstelle)
In der Ey 39, 8047 Zürich
(Bei Einsendung eines frankierten Rückumschlags erhalten Sie das Verzeichnis aller naturheilkundlich tätigen ÄrztInnen in der Schweiz)

Life Care Association
Segantinistraße 155, 8049 Zürich

NVS – Naturärzte-Vereinigung der Schweiz
Schützenstraße 42, 9101 Herisau

Informationsstellen bezüglich psychotherapeutischer Verfahren, Kostenübernahme und TherapeutInnenlisten

A **Österreichischer Bundesverband für Psychotherapie**
(Landesverband Wien)
Rosenbursenstraße 8/3/7, 1010 Wien
Info-Telefon: 01/512 71 02
www.psychotherapie.at

Berufsverband der österreichischen Psychologinnen und Psychologen
Garnisongasse 1, 1090 Wien
B.Ö.P.-Help Line: 01/407 91 92

Sekretariat des ÖAGG
Heiligenstädter Straße 7/8, 1190 Wien

Österreichische Gesellschaft für Autogenes Training und Psychotherapie
Eduard Sueß-Gasse 22, 1150 Wien

Universitätsklinik für Medizinische Psychologie und Psychotherapie
Abt. für Verhaltensmedizin
Auenbruggerplatz 28/II, 8036 Graz
www.psychnet.at bietet Informationen zu Leistungsansprüchen.

D **Psychotherapie-Informationsdienst des Berufsverbandes Deutscher Psychologen**
Heilsbacherstraße 22-24, 53123 Bonn

Kassenärztliche Bundesvereinigung
Herbert Lewin-Straße 3, 50931 Köln

Deutsche Gesellschaft für Verhaltenstherapie (DGVT)
Neckarhalde 55, 72070 Tübingen

Christoph Dornier-Stiftung für Klinische Psychologie (Verhaltenstherapie)
Tibusstraße 7-11, 48143 Münster

Dachverband Psychosozialer Hilfsvereinigungen e.V.
Thomas-Mann-Straße 49, 53111 Bonn

Beschwerdezentrum Psychiatrie e.V.
Liebigstraße 25, 50823 Köln

CH **Psychiatrische Poliklinik des Universitätsspitals**
Culmannstraße 8, 8091 Zürich

Föderation der Schweizer Psychologen (FSP)
Cäcilienstraße 26
Postfach, 3000 Bern 14

Nützliche Medizinportale im Internet

www.cnn.com/HEALTH/index.html (in Englisch)
www.hon.ch/MedHunt (in Englisch)
www.alternativmed.at
www.sufmed.at
www.netdoktor.de
www.deam.de
www.dr-antonius.de
www.datadiwan.de/index.htm

Adressen, Bezugsquellen und Informationen zu einzelnen Themen im Buch (alphabetisch)

Allergien

Für eine **ganzheitliche Allergiebehandlung** wenden Sie sich an die eingangs erwähnten Adressen für Ganzheitsmedizin. Sehr gute Erfolge werden mit der *Bioresonanztherapie* erzielt (siehe Adressen unter »Heilende Schwingungen«).
Zu den genannten Präparaten siehe Adressen unter »Pilzkrankungen«.

Auskünfte erteilen auch folgende Stellen:

AG ökologischer Forschungsinstitute
Alexanderstraße 17, D-53111 Bonn
(Informationsmappe über Allergien anfordern)

Beratung über Allergien, die Ängste auslösen können, bietet:

Deutscher Allergiker- und Asthmatikerbund e.V.
Hindenburgstraße 100, D-41061 Mönchengladbach

Erkundigen Sie sich auch bei den eingangs genannten Organisationen nach Selbsthilfegruppen für AllergikerInnen.

Apitherapie

Informationen, apitherapeutische Spezialitäten und Honige etc.:

Hochwertige Honige, Pollen und Propolis erhalten Sie im Reformfachhandel und bei den Imkervereinigungen.

Apitherapeutische Spezialitäten führt z.B.:

A **Jauntal-Apotheke**
Mag. Klaus Bauer
Kirchplatz 6, 9141 Eberndorf

Samson Ges. mbH,
Wolfgang-Schmälzl-Gasse 6, 1020 Wien
(versendet Infomappe zu Produkten wie Melbrosia p.l.d. etc.).

D **Honig-Reinmuth**
Imkerweg 2, 74821 Mosbach-Sattelbach
(großes Sortiment; Katalog anfordern)

Imkerei Eva Maria Geugelin
Bötzinger Straße 11, 79111 Freiburg

Spezialitäten bei:
Internationale Apotheke
Dr. B. Müller
Königstraße 70, 70173 Stuttgart

Elefanten-Apotheke
Lohbrügger Landstr. 2-4, 21031 Hamburg

CH **Fa. Apisana**
PF 176, 9008 St. Gallen
(Produktliste anfordern)

Fa. A. Vogel GmbH
Postfach 43, 9053 Teufen AR

Fragen Sie auch in Apotheken, Drogerien und bei Imkereien.

Aromatherapie

Infos über Seminare/BeraterInnen:

A **Naturgarten**
Hauptstraße 254, 8462 Gamlitz

Bezugsquellen im Versandhandel:

LM-Naturprodukte
Hauptstraße 67, 5201 Seekirchen/Wallersee

Creativ-Kosmetik
Ganshofstraße 8, 5020 Salzburg

Fa. Fritz Naturprodukte
Hart Puch 83, 8184 Anger

Infos bei:

D **Forum Essenzia e.V.**
Aromatherapie und Aromapflege
Mäuselweg 29, 81375 München
(auch Seminare in der Schweiz und Österreich)

Arven – Schule für Aromatherapie
Susanne Fischer-Rizzi
Haberreuthe 1, 87477 Sulzberg

Versand:

Fa. Alva GmbH
Hansastraße 91, 49134 Wallenhorst

Fa. G. Greifenstein
Aschaffenburger Straße 11, 83064 Raubling

Primavera Life
Am Fichtenholz 5, 87477 Sulzberg

Infos bei:

CH **VEROMA – Vereinigung für Aromatologie und Aromatherapie**
Felsenburgstraße 9, 8712 Stäfa

Versand:

Fa. PAMASANA, 8834 Schindellegi

BONSANA – Swiss Natural Health Products
Lohwisstraße 16, 8123 Ebmatingen

Die meisten gängigen Öle erhalten Sie auch in Apotheken/ Drogerien.
Teebaumöl: siehe auch Adressen zu »Pilzerkrankungen«.
Ayurvedische Öle: siehe die Adressen unter »Ayurveda«.

Atmen – Entspannen – Bewegen

Informationen über Kurse für *Transzendentale Medidation* erhalten Sie bei:

A Internationale Medidationsgesellschaft (IMS)
Österreichischer Verband
Biberstraße 22/2, 1010 Wien

D GTM – Gesellschaft für Transzendentale Medidation
Deutscher Verband e.V.
Am Berg 2, 49143 Bissendorf

CH TM Info Service
PF 43, 6377 Seelisberg

Über Kursmöglichkeiten in Taijiquan oder QiGong informieren Sie sich bitte bei den unter »Chinesische Naturheilkunde« genannten Adressen. Die Grundbewegungen können Sie auch aus guten Büchern erlernen (⇨ Literaturangaben).

Aura-Soma und Farbtherapien

Aura-Soma (Informationen, BeraterInnenliste, Bezugsquelle für Öle und Essenzen):

A Aura-Soma Austria
Hanni Reichlin-Meldegg
Silbergasse 45/1, 1190 Wien

Apotheke zum Schutzengel
Mag. pharm. D. Handl
Prager Straße 81, 1210 Wien

D **Aura-Soma Germany**
Kalkstraße 26b, 40480 Düsseldorf-Wittlear

»Die Lichtinsel« Suzan H. Wiegel
Schmausenbuckstraße 86, 90480 Nürnberg

Farbgalerie am Ring
Altewiekring 76, 38102 Braunschweig

Schützen-Apotheke
Schützenstraße 5, 80335 München

CH **Aura-Soma Swiss**
Aumattenweg 22, 3032 Hinterkappeln/Bern

Buchhandlung im Licht AG
Oberdorfstraße 28, 8024 Zürich

Apotheke Noyer
Marktgasse 63/65, 3001 Bern

Informationen zur Behandlung mit *Farbtherapie:*

A **Raimund Engel**
CH Sieveringerstraße 126/4, 1190 Wien
(Infos, Farbfolienset)

Mandel Institut für Esogetische Medizin
Wesemlinstraße 2, 6006 Luzern
(Infos über Farbpunktur)

Osanna U. Waclik
Brunngasse 51, 2540 Bad Vöslau
(Infos)

Fa. INTEGRA
Morgartenstraße 9, 6003 Luzern
(Infos, Farbfolienset)

D **Mandel-Institut für Esogetische Medizin**
Postfach 2060, 76610 Bruchsal

U.L.C.C.
Universal Light and Colour Center H & P GmbH
Auf der Eierwiese 14, 82031 Grünwald (Infos, Farbfolienset)

Bezugsquellen für *Farbhandlampe* zur Heimanwendung:

A WRAGE Versand
D Schlüterstraße 4, 20146 Hamburg
(auch Folienset)

CH Buchhandlung Scherz
Marktgasse 25, 3012 Bern

Mit Farbtherapie wird z.b. an folgenden *Kliniken* gearbeitet:

D Filderklinik
Im Haberschlai 7, 70794 Filderstadt-Bonlanden

CH Lukas-Klinik
Brachmattstraße 19, 4144 Arlesheim

Ayurveda/Ayurveda und Ernährung:

(Achtung: der Begriff Ayurveda ist im deutschen Sprachraum nicht geschützt! Wenden Sie sich daher für Therapien an die Maharishi-Ayur-Veda-Zentren)

Auskünfte über Therapiemöglichkeiten, Produkte bzw. ÄrztInnenlisten:

A Maharishi-Ayur-Veda Gesundheitszentrum
Biberstraße 22/2, 1010 Wien

Maharishi-Ayur-Veda Gesundheitszentrum
Bahnhofstraße 19, 4910 Ried

D Deutsche Gesellschaft für Ayur-Veda
Wildbachstraße 201, 56841 Traben-Trarbach
(Adressen aller Maharishi-Ayur-Veda-Zentren in Deutschland)

Verband deutscher Ayurveda-Therapeuten
63633 Birstein
www.ayurveda-forum.de

CH Maharishi-Ayur-Veda Gesundheitszentrum
Pilgerheim, 6377 Seelisberg

Bestelladressen für ayurvedische Produkte:

A **Maharishi-Ayur-Veda Gesundheitszentrum**
Biberstraße 22/2, 1010 Wien

D **Ayursan – ayurvedische Produkte**
Heilsbergweg 10, 78244 Gottmatingen

SEVA – Gesellschaft für natürliche Heilverfahren
Bichler Straße 22, 81479 München

Ayurveda Marktplatz
Fachversand für ayurved. Qualitätsprodukte
Waldstraße 16, 21255 Tostedt

Govinda Versand
Waldstraße 18, 55767 Abentheuer

CH **Maharishi-Ayur-Veda** Gesundheitszentrum (siehe oben)

Eine europaweite Bestelladresse für Produkte des Ayur-Veda, Gandharva-Ved-Musik etc. ist:

MTC Holland
Postbus 8811, NL-6063 ZG Vlodrop

Produkte für die *indische/ayurvedische Küche* versendet z.B.:

Indu-Versandlädchen
Turmstraße 7, D-35085 Ebsdorfergrund
(Infopaket und Katalog anfordern)

Weitere Versandadressen:

D **Asien-Basar**
Hirschbergstraße 3, 80634 München
(Indische und pakistanische Lebensmittel und Gewürze)

SAT NAM-Versand
Rhönstraße 117–119, 60385 Frankfurt am Main
(Ayurvedische Tees etc.)

CH **Luzerner Gewürz- und Teeladen**
Eisengasse 12, 6004 Luzern

Boutique Asia
Obergasse 1, 8400 Winterthur

A Fragen Sie in Österreich im Reformfachhandel bzw. in Eine-Welt-Läden nach ayurvedischen Produkten.

Bachblüten

Informationen, Beraterlisten etc. bei:

A **Dr. Edward Bach Centre**
Austrian Office, Börsegasse 10, 1010 Wien
Email: bach-bluetentherapie@anon.at

Institut für Bachblütentherapie
Seidengasse 32, 1070 Wien

Ilse Maly
Postfach 31, 5034 Salzburg
(die Bachblütenberaterin und Autorin berät Sie gerne persönlich)

Die **Blütenmittel** werden einnahmefertig in Apotheken zubereitet.

D **Dr. Edward Bach Centre**
German Office
Lippmannstraße 57, 22769 Hamburg 20
Email: info@bach-bluetentherapie.de

Gesundheitszentrum Mönninghausen
Gesekerstraße 8, 59590 Mönninghausen

Fa. Gerhard Greifenstein
Aschaffenburger Straße 11, 83064 Raubling

Fa. Milagra
PF 1411, 79713 Bad Säckingen

CH **Dr. Edward Bach Centre**
Swiss Office
Mainaustraße 15, 8034 Zürich 8
Email: bach-bluetentherapie@swissonline.ch

SWISS FLOWER POWER
Greifenseestraße 3, 8050 Zürich

Originalbezugsquelle für das Bachblüten-Set (Stockbottles):

Dr. Edward Bach Centre
Mount Vernon, Sotwell
Wallingford OX100PZ, England

Biochemie nach Dr. Schüssler

Auskünfte erteilen:

A **Biochemischer Verein Graz**
Buchkogelgasse 10, 8020 Graz

D **Biochemischer Bund Deutschland e.V.**
Dr. Schüßler-Klinik
Hahnenklee-Bockwiese, 38644 Goslar

CH **Verein für angewandte Biochemie nach Dr. Schüssler**
Rüteli 242, 5224 Unterbözberg

Die **Original Schüssler-Salze** erhalten Sie in Österreich und Deutschland in Apotheken, in der Schweiz auch in Drogerien.

Biologische Nährstoffergänzungen

Vegetarische Enzyme sowie *vegetarisches Co-Enzym Q10* können Sie bestellen bei:

A **Fa. Bluegreen**
Naturprodukte Handelsges.m.b.H.
Gentzgasse 71, 1180 Wien
www.bluegreen.net

Fa. Algavital
Römerstraße 10, 2424 Zurndorf
www.algavital.com

Informationen über *Enzymtherapien* erteilt:

Österreichische Gesellschaft für Ernährung (ÖGE)
Zaunergasse 1-3, 1030 Wien

D **Bionika-Versand**
Stendorferstraße 3, 27718 Ritterhude

Arbeitskreis Pro-Enzyme (APE)
Kanalstraße 17, 80538 München
(Informationen)

CH Fa. Vitamins & More
Internationale Antwoordnummer 30101
NL-6370 Lanfgraaf
www.vitamehr.de

Informationsstelle für Vitamine, Ernährung und Gesundheit
Arosastraße 4, 8008 Zürich

Fragen Sie auch in Apotheken und Drogerien.

Meeresalgen (Seetang) **für den Küchengebrauch** (Nori, Kombu etc.) erhalten Sie in Naturkostläden und Reformhäusern. Besorgen Sie sich dazu fernöstliche Kochliteratur.

Die *Mikroalgen Spirulina sowie die AFA-Alge* **vom Klamath-Lake erhalten Sie über Versand u.a. bei:**

A **Fa. Bluegreen**
Gentzgasse 71, 1180 Wien
www.bluegreen.net

Fa. Algavital
Römerstraße 10, 2424 Zurndorf
www.algavital.com

Life-Light GmbH
Rohrbrunn 53, 7572 Deutsch-Kaltenbrunn
(auch mit Spurenelementen kombinierte Spirulina)

Vitamin Express (Spirulina)
Favoritenstraße 4-6, 1040 Wien
www.vitaminexpress.at

D **Bluegreen Uralgen**
Benno Gaul
Mathildenstraße 3, 86152 Augsburg

Sanatur GmbH
Georg Fischer-Straße 40a, 78224 Singen

Fa. Vitamins & more
www.vitamehr.de
(siehe Vitamine)

»Dem Leben zuliebe«
von Axen-Straße 9, 22083 Hamburg

CH Natur Bio Kraft
J. Brügger
Witebach 4d, 6166 Heiligkreuz LU

Fa. Vitamins & More
(siehe oben)

Original-Brottrunk erhalten Sie in vielen Lebensmittelmärkten, im Drogerie- und Reformfachhandel, Fermentgetreide meist nur in Reformhäusern.

Informationen können Sie anfordern bei:

Fa. Kanne-Brottrunk
Postfach 1670, D-44506 Lünen

Pulverisierte Edelsteine (in Tee oder als Kapseln) gibt es bei:

PreziOsana
Ayur Veda Edelsteintherapie
Hauptstraße 9, D-06543 Pansfelde
(für alle Länder; Versand/Beratung)

Chinesische Naturheilkunde und Akupressur

Scheuen Sie sich nicht zu fragen, wie lange die betreffenden TherapeutInnen schon TCM praktizieren und wo sie es gelernt haben – Schnellkurse reichen nicht!

Auskünfte, ÄrztInnenlisten bekommen Sie u.a. bei:

A Österreichische Gesellschaft für Traditionelle Chinesische Medizin (TCM)
Wickenburggasse 4/1, 1080 Wien
(Liste aller TCM-ÄrztInnen und ErnährungsberaterInnen in Österreich)

ÖGAA (Österr. Gesellschaft für Akupunktur und Aurikulomedizin)
Kaiserin Elisabeth Spital
Huglgasse 1-3, 1150 Wien

MED-CHIN – Medizinische Gesellschaft für chinesische Gesundheitspflege
Weimarer Straße 41, 1180 Wien

Ludwig Boltzmann-Institut für Akupunktur
Allgemeine Poliklinik Wien
Mariannengasse 10, 1090 Wien

TCM-Akademie
Quellenstraße 209/21, 1100 Wien

Dr. Zhang Gang
Gatterburggasse 6/1, 1190 Wien
Tel.: 0664/308 28 33

D **Zentrum für chinesische Medizin**
Mittenwalder Straße 5, 10961 Berlin

Ärztegesellschaft für Naturheilverfahren e.V.
Schmarjestraße 18, 14169 Berlin

Societas Medicinae Sinensis (SMS)
Dr. C.H. Hempen
Franz-Josef-Straße 38, 80801 München
www.tcm.ch

Deutsche Akademie für Akupunktur und Aurikulomedizin e.V.
Feinhalsstraße 8, 81247 München

Chinesische Naturheilkunde Akademie e.V.
Hans Dill-Straße 9, 95326 Kulmbach
(ÄrztInnenliste für ganz Deutschland gegen Rückporto)

CH **Universität Bern (KIKOM)**
Murtenstraße 43, 3010 Bern

Schweizerische Ärztegesellschaft für Akupunktur und chinesische Medizin (SAGA)
Hus am Sportplatz, 8134 Adliswil

Schweizerische Ärztegesellschaft für Akupunktur
Steinenvorstadt 26, 4051 Basel

# Feng Shui

Ausgebildete Feng Shui-BeraterInnen vermittelt:

A **Institut für Geomantie und Radiästhesie**
Petrusgasse 6/26, 1030 Wien

Infos über Seminare, Feng-Shui-Artikel etc. bei:

Feng Shui Academy
Günter Sator
Atterseestraße 4, 5310 Mondsee

Martin Rupert Bauer
Ottensteinstraße 147, 2344 Maria Enzersdorf

Dragon & Phoenix
Andreas Hager
Kernstockgasse 21, 8020 Graz

Kontakte über:

D **Peter Newerla**
Schleichersrain 7, 71543 Wüstenrot-Stangenbach

Carolin Weigert
Raistinger Straße 7, 82396 Pähl
Karin und Thomas Schopf
Tarodunumweg 69, 79199 Kirchzarten

Feng-Shui-Artikel, Beratung etc.:

Feng Shui & Kristalle
Ludwigsplatz 14, 83022 Rosenheim

Trimontium
Klosterweg 18, 85386 Eching

CH **»Das Lächeln im Raum«**
Marc Häberlin
Bleicherweg 52, 8002 Zürich

Licht-Quelle
E. Bernasek
Obere Zäune 6, 8001 Zürich (Oberdorf)

Heilende Schwingungen

Informationen zur *Bioresonanztherapie*:

A Österreichische Ärztegesellschaft für biophysikalische Informationsmedizin
Schulstraße 17, 2871 Zöbern

Bioresonanztherapie-Gesellschaft
Wettersteinstraße 18, 82110 Germering

D Internationale Ärztegesellschaft für biophysikalische Informationstherapie e.v. (BIT)
Schänzlestraße 14, 79104 Freiburg

CH In der Schweiz sind leider keine Adressen bekannt. Wenden Sie sich an die eingangs genannten Adressen für Ganzheitsmedizin.

Informationen zur *Magnetfeldtherapie*
(sehr bewährt bei Muskelschmerzen infolge Verspannung, Nervosität und Schlaflosigkeit sowie vegetativer Dystonie):

A MAS FUTURE MEDICAL
Dr. med. Eberhard Suntinger
Josef-Ressel-Weg 14, 8430 Leibnitz

Med.-Techn. Geräte Behounek
Schießstattgasse 6, 8010 Graz

Apotheke zum Schutzengel
Prager Straße 81, 1210 Wien
(Beratung)

D Arbeitskreis biophysikalische Medizin
Rehbacherstraße 42, 67141 Neuhofen

Internationale Ärztegesellschaft für biophysikalische Informationstherapie e.V. (BIT)
Schänzlestraße 14, 79104 Freiburg

CH INNOLINE-AG
Pavillonweg 11, 3012 Bern

Dr. med. Beate Unternährer
Tel.: 041/440 30 80

EU **INNOMED INTERNATIONAL AG**
Schliessa 12, FL-9495 Triesen (Liechtenstein)

Schwingfeldtherapie:

A
D **Institut für Schwingfeldtherapieforschung**
Bernaustraße 16, 86825 Bad Wörishofen
(Informationen für alle Länder; Basisbroschüre anfordern)

Geistiges Heilen

Dachverband Geistiges Heilen e.v. (DGH)
Steigerweg 55, D-69117 Heidelberg
(vermittelt seriöse HeilerInnen, die sich als Mitglieder zur Einhaltung eines ethischen Verhaltenskodex verpflichtet haben; Info gegen DM 5,– in Briefmarken bzw. internationalen Antwortschein)

Weitere seriöse Ansprechpartner:

Gesellschaft zur Förderung geistigen Heilens e.V.
Manteuffelstraße 73, D-10999 Berlin

PSI-Agentur Dr. Harald Wiesendanger
Zollerwaldstraße 28, D-69436 Schönbrunn-Allemühl
(Herausgeber eines Gesamtverzeichnisses aller GeistheilerInnen in Österreich, Deutschland und der Schweiz und informativer Bücher)

CH **PSI-Zentrum Basel**
Güterstraße 144, 4053 Basel

Schweizerischer Verband für natürliche Heilweisen
Postfach, 3004 Bern

Hildegardmedizin

Literatur über Hildegardmedizin, Hildegardprodukte und Heilsteine können Sie bestellen bei:

A **St. Hildegard Posch GmbH**
Am Weinberg 23, 4880 St. Georgen i. A.
(Katalog anfordern; hier erhalten Sie auch den fertigen *Bergkristall-Wein)*

Österreichische Hildegardgemeinschaft (ÖHG)
Hönegger Ges. mbH
Ersperding 3, 5232 Kirchberg b. M.
(Katalog und Seminarprogramm anfordern; Bezugsquelle für Hildegardmittel, Saatgut und Sträucher)

Dr. med. Petra Zizenbacher
Naturheilzentrum
Alser Straße 43/3, 1080 Wien
(behandelt mit Hildegardmedizin)

D **Fa. Jura Naturheilmittel**
Nestgasse 2, 78462 Konstanz

Max Emanuel Apotheke
Belgradstraße 21, 80796 München

Geiserieder Lädele
Rosenweg 2, 87616 Marktoberdorf-Geisenried

Hildegard-Kurhaus, med. Praxis und Informationsstelle
Dr. Wighard Strehlow
Strandweg 1, 78476 Allensbach

Schremp Urban
Heilpraktiker
83458 Schneizlreuth 19

CH **Hildegard-Vertriebs -AG**
Aeschenvorstadt 24-25, 4010 Basel
(Produktliste anfordern)

Internationale Gesellschaft Hildegard von Bingen
6390 Engelberg
(Informationen)

Bezugsquellen für *alte Kulturbäume und Sträucher*
(Quitte, Mispel etc.) sowie Heilpflanzensamen:

A **E.R.D.E. – Österreichisches Institut
für angewandte Ökopädagogik**
Radetzkystraße 1, 8010 Graz
(auch Literatur/Broschüren)

Gartenbau Wagner
Gutendorf 36, 8353 Kapfenstein

D **Naturgarten e.V.**
Görrestraße 33, 80798 München

Heil- und Gewürzpflanzen Bornträger & Schlemmer
In den Aspen
67591 Offstein

CH **Winkler und Richard AG**
Zur Schmiede, 9506 Lommis

Biologisch-dynamisches Saatgut
Gärtnerei am Ekkarthof, 8574 Langwil

Gärtnerei R. Braun
Bronschhoferstraße 48, 9500 Wil/SG

Homöopathie

Auskünfte/ÄrztInnenlisten bekommen Sie bei:

A **Österreichische Gesellschaft für Homöopathische Medizin**
(Prof. Dr. M. Dorcsi)
Mariahilfer Straße 110, 1070 Wien

Ärztliche Gesellschaft für Klassische Homöopathie
Kirchengasse 21, 5020 Salzburg

Österreichische Gesellschaft für Homöopathische Medizin
Mag. Jutta Heger
Dorfplatz 2, 8734 Großlobming
Gratis-Infobriefe bei:

Fa. Peithner GmbH & Co
Richard Strauß-Straße 13, PF 18, 1232 Wien
www.peithner.at

D **Deutscher Zentralverein homöopathischer Ärzte**
Münsterstraße 10, 53111 Bonn

Verein zur Förderung der Homöopathie
Ortenaustraße 10, 76199 Karlsruhe

Bundesverband Patienten für Homöopathie e.V.
(Jürgen Löffler)
Auf der Piel 40, 52134 Herzogenrath

Vorträge:

Freies homöopathisches Zentrum
Blutenburgstraße 112, 80836 München

Vielseitige **Informationen** über Homöopathie finden Sie unter:
www.homic.de

CH **Schweizerischer Verein homöopathischer Ärzte**
Oberdorfstraße, 8940 Aeugst am Albis

Verein zur Förderung der klassischen Homöopathie (VFKH)
Postfach, 3000 Bern
www.vfkh.ch
(Informationen und Mitgliedschaft für interessierte Laien)

Hydrotherapie

Informationen über Kurmöglichkeiten, Kneipp-ÄrztInnen etc. erteilen:

A **Österreichischer Kneippbund**
Kunigundenweg 10, 8700 Leoben

D **Kneipp-Bund e.V.**
Adolf Scholz-Allee 68, 86825 Bad Wörishofen

CH **Schweizer Kneipp-Verband**
Erliweg 11, 3312 Fraubrunnen

Lithotherapie

Kontaktadressen, Beratung, Steinversand:

A **Helga Pöttinger**
Winterstellergasse 4, 6130 Schwaz

Ing. Christian Galko
Pragerstraße 179/17, 1210 Wien
(Beratung, Seminare)

Roland Eigner
Ferdinand Hanusch-Platz 1, 5020 Salzburg
(Seminare, Steinhandel)

Reinhard Leukauf Ges.mbH
Bürgergasse 13, 8010 Graz
(Edelsteine u. Schmuck)

D **Organisation für Bourgault-Veranstaltungen**
Meßdorfer Straße 42, 53121 Bonn
(Infos/Seminare)

PreziOsana
Ayur Veda Edelsteintherapie
Hauptstraße 9, 06543 Pansfelde
(Versand/Beratung für alle Länder: Edelsteinstrahler-Behandlung, Edelsteine/Schmuck, Edelsteinkosmetik, -balsame, Edelsteintee und Edelsteinkapseln)

Peter Peiner
Dorfstraße 5, 79350 Sexau
(Steinhandel, Informationen)

A **PreziOsana** (siehe oben)

Stoneland–Versand
Bahnhofstraße 24 A, 9443 Widnau

Tobler Mineralien
Chlosterbrühl 15, 5430 Wettingen
(auch seltene Steine)

Die »**Hildegard-Steine**« erhalten Sie ebenfalls bei den zu Hildegardmedizin genannten Adressen.
Mineralienmessen und manche Juweliere können Fundgruben sein.

Musik und Tanztherapie

Informationen bekommen Sie bei:

Deutsche Gesellschaft für Musiktherapie (DGMT)
Weichselstraße 48, D-12345 Berlin

Deutsches Institut für tiefenpsychologische Tanztherapie und Ausdruckstherapie (gem. e.V.)
Rilkestraße 103, D-53225 Bonn

Schweizerischer Berufsverband für Tanz- und Bewegungstherapie
Postfach 8201, CH-3001 Bern

Informieren Sie sich außerdem bei den eingangs angeführten Adressen für Ganzheitsmedizin.

Gandharva-Ved-Musik ist erhältlich bei den unter »Ayurveda« genannten Adressen. Der Fachhandel bietet eine große Auswahl guter Medidationsmusik.

Antroposophische Heileurythmie
(wirkt ausgezeichnet bei psychosomatisch bedingten Störungen; harmoniert die Seele):

A **Arbeitsgemeinschaft für antroposophisches Heilwesen**
Südtiroler Straße 15, 4020 Linz

D **Verein für antroposophisches Heilwesen**
Johann Kepler-Straße 58, 75378 Bad Liebenzell-Unterlengenhardt

CH **Verein für ein antroposophisch erweitertes Heilwesen**
Stollenrain 15, 4144 Arlesheim

Weitere Informationen über **Antroposophie** unter www.Info3.de (Zeitschrift *Info 3* – »*Antroposophie heute*«), sowie www.heilwesen.de.

Nervöser Schwindel und Übelkeit

Indianische Ohrkerzen:

Ohrkerzen sowie das Buch von Heilpraktiker Klaus Krauth erhalten Sie z.B. bei:

A **Greenbox-Waschbär – Umweltversand**
6961 Wolfurt

Fa. Fritz – Naturprodukte
Hart Puch 83/6, 8184 Anger
(Original Hopi-Ohrkerzen)

D **Arjuna-Versand**
Weingartenweg 1, 86199 Augsburg
(Original Krauth-Ohrkerzen)

Govinda-Versand
Waldstraße 18, 55767 Abentheuer
(Original Hopi-Ohrkerzen)

ADRESSEN

Verlag Blue Anathan
Stockäckerstraße 5, 78727 Bochingen
(Buch, Ohrkerzen, Therapeutenauskünfte)

Fragen Sie auch im Esoterik-Fachhandel, aber Achtung: brauchbare Ohrkerzen müssen als tropffrei deklariert sein und dürfen keinerlei metallische Zusätze enthalten! Sind Sie sich im Umgang damit nicht sicher, suchen Sie fachliche Hilfe (Ärztin/Arzt/HeilpraktikerIn).

Phytotherapie/Pflanzenheilkunde

Heilpflanzentees, Säfte und andere Zubereitungen erhalten Sie in jeder Apotheke, in vielen Kräuterdrogerien und Reformhäusern. *Pflanzensäfte* z.B. von »Schoenenberger« oder »Kneipp« (Dosierung nach Herstellerangaben).

Ausführliche Informationen über Frischpflanzensäfte und einen interessanten Jahreskalender können Sie gratis anfordern bei:

Fa. Walter Schoenenberger
Pflanzensaftwerk GmbH & Co
Postfach 1120, D-71102 Magstadt

Hochwertige Frischpflanzenpräparate zu zahlreichen Anwendungsgebieten (Beruhigung, Wechseljahre etc.) stellt die Fa. A. Vogel GmbH, Postfach 43, CH-9053 Teufen AR (»Bioforce«) her.

Grüner Tee ist in vielen Sorten in Reformhäusern und Drogerien vorrätig, viele Teegeschäfte unterhalten einen Versandhandel. **Hier eine Auswahl:**

A **Teehaus CHA-DO**
Hofmühlgasse 20, 1060 Wien

Tee- und Kaffee-Spezialhaus Heissenberger
Hauptplatz 6, 8010 Graz
(führt und versendet spezielle chinesische Heil- und Genusstees)

Greenbox – Waschbär
Umwelt Produkt Versand, 6961 Wolfurt

D **Teeblätter-Versand – Spezialitäten**
R. Geweiler
Am Maisenbühl 6, 78333 Wahlwies

Amazonas Naturprodukte Handels GmbH
Kolpingstraße 15, 68723 Schwetzingen

Teefach-Groß-und Einzelhandel
Reichowplatz 17, 33689 Bielefeld

Kurse:

Freiburger Heilpflanzenschule
Ursel Bühring
Birkenweg 10, 79252 Stegen-Oberbirken

CH **Tee-Fischer**
Hauptstraße 73, 8274 Trägerwilen

Heilkräuterkurse veranstaltet:

Dr. Susanne Frey-Schüpbach (Naturärztin)
Jupiterstraße 15, 3015 Bern

Roten Lapacho-Iperoxo, sowie *Rotbuschtee* erhalten Sie ebenfalls bei den unter Grüntee genannten Adressen. *Lapacho-Tee* siehe auch die Adressen unter »Pilzerkrankungen«.
Grüner Hafer-Tee ist erhältlich in Drogerien und vielen Apotheken.
Ayurvedische Tees (Vata/Pitta/Kapha): zu bestellen bei den Maharishi-Ayur-Veda-Gesundheitszentren bzw. den zu »Ayurveda« genannten Adressen.
Padma-Tee »Für die Frau« erhalten Sie in Apotheken.

Ayurvedischen Edelsteintee **können Sie aus allen Ländern bestellen bei:**

PreziOsana
Edelsteintherapie
Hauptstraße 9, D-06543 Pansfelde

Fa. Gerhard Greifenstein
Aschaffenburger Straße 11, D-83064 Raubling

Sollten Sie ein bestimmtes Präparat bzw. einen Heiltee nirgends erhalten, wenden Sie sich an folgende Adressen:

A **Apotheke zur Kaiserkrone**
Mariahilfer Straße 110, 1070 Wien

Kräuterdrogerie Birgit Heyn
Kochgasse 34, 1080 Wien

D **Apotheke Leopold**
Ainmillerstraße 1, 80801 München

Drogerie Germania
Burbacher Straße 193, 53129 Bonn

Natur Tee-Versand Grabowski
Rennplatzstraße 123, 26125 Oldenburg

Alraun Kräuterversand
Postfach 1322, 65503 Idstein

CH **Kräuterhaus Bollwerk–Apotheke**
Bollwerk 15, 3011 Bern

Kräuterhaus-Drogerie Renato Suter
Waffenplatzstraße 53, 8002 Zürich

Chrüter-Drogerie Egger
Unterstadt 28, 8200 Schaffhausen

Pilzerkrankungen (Mykosen)

Hochwertiges *Teebaumöl* aus kontrolliertem Anbau:

A **HW Handelswaren GmbH (Dr. Sauer's Produkte)**
Prof.-Weinberger-Straße 2a, 5280 Braunau/Inn

Fa. LM – Naturprodukte
Hauptstraße 67, 5201 Seekrichen/Wallersee

Fa. Fritz Naturprodukte
Hart Puch 83, 8184 Anger

Deutschland und Schweiz siehe die Adressen zu »Aromatherapie«.

Präparate mit *Lactobazillus Acidophilus/Bifidus*, apitherapeutische Spezialitäten:

A **Apotheke zur Kaiserkrone**
Mariahilfer Straße 110, 1070 Wien (auch Versand)

Lactobazillen-Präparate auch unter den bei »Biologische Nährstoffergänzungen« genannten Adressen.

D **Bio-Apotheke**
Frauenstraße 17, 80469 München

Gesundheitskontor
Postfach 22, 24851 Eggebek

CH **Kräuterhaus Bollwerk-Apotheke**
Bollwerk 15, 3011 Bern

Original *Lapacho-Tee* in Therapiequalität
(der Tee soll handbeerntet, rückstandsgeprüft und ohne Aromastoffe sein):

A **Fa. LM-Naturprodukte**
Hauptstraße 67, 5201 Seekirchen/Wallersee
(erstklassige Ware)

D **Natur Pur – Gesundheitsversand**
Am Stadion 1, 44791 Bochum
Govinda-Versand »natürlich leben«
Waldstraße 18, 55767 Abentheuer

Alle Anbieteradressen in Deutschland können Sie gegen Rückporto anfordern bei:

Windpferd-Verlag
Stichwort »Lapacho«
Postfach, 87648 Aitrang

CH **Naturkraftwerke**
Zurlindenstraße 47, 8003 Zürich

Kräuterhaus Drogerie
Renato Suter
Waffenplatzstraße 53, 8002 Zürich

Eine Auswahl von Versandadressen für *Schwarzkümmelöl*:

A **Fa. Gall-Pharma (Apotheke)**
Grünhüblgasse 25, 8750 Judenburg
www.stadtapotheke-gall.at

Fa. LM-Naturprodukte
Hauptstraße 67, 5201 Seekirchen/Wallersee

D **Aromara GmbH**
Abtalstraße 24b, 79837 St. Blasien

Informationen bei:

Fa. Phyt-Immun GmbH
Ismaninger Straße 65, 81675 München

Brigitte Versand
Johannesstraße 118, 73614 Schorndorf

CH **PAMASANA Naturprodukte**
8834 Schindellegi

Fragen Sie auch in Apotheken/Drogerien und bei Tee-Anbietern nach.

Versandadressen für *Grapefruitkern-Extrakt*:

A **Fa. Sano Vera**
Pyrkergasse 6/Top 2, 1190 Wien

Fa. LM-Naturprodukte
Hauptstraße 67, 5201 Seekirchen/Wallersee

D **GKE-Versand**
Sanitas GmbH
Arminiusstraße 9, 32839 Steinheim

Jürgen Kolb Versand
Arndtstraße 5, 10965 Berlin

CH **PAMASANA Naturprodukte**
8834 Schindellegi

Beachten Sie den im Kapitel 3, »Pilzerkrankungen« gegebenen Hinweis auf mögliche Unreinheiten der käuflichen Extrakte. Fragen Sie genauer nach!

Auskünfte über *genaue Testverfahren bei Mykosen* und eine ÄrztInnenliste können Sie anfordern bei:

A **Verein Selbsthilfe bei Azidose und Pilzerkrankungen**
Obere Augartenstraße 26-28, A-1020 Wien

Dr. med. Peter Kadan
Davidgasse 39/1/9, 1100 Wien

Informationen bei:

D **Reichl-Verlag**
Auf dem Hähnchen 34, 56329 St. Goar

Mykose–Selbsthilfegruppe
Renate Bemman
Bürgerweide 43a, 20535 Hamburg 26

Arbeitskreis für Mikrobiologische Therapie e.V.
Postfach 1765, 35727 Herborn-Dill

CH **BHS–Labor**
Postfach 268, 8808 Pfäffikon

Paracelsus-Klinik Lustmühle
Dr. Thomas Rau
9062 Lustmühle bei St. Gallen

PMS und Wechseljahre

**Präparate aus der *Apitherapie:* *Melbrosia pour les dames* und *Melmensia* (Fa. Samson; klinisch geprüft)
andere: *Mel royale* (Fa. TerraPoint); *Femme Royale* (Fa. BioPan); *Sarapis* (Fa. SanVita)**

Fa. Melbrosin International
Wipplinger Straße 19, A-1010 Wien
(Verschickt Informationsmappe)

Informationen:

Media Med Verlag
Pillergasse 6/1, A-1150 Wien
(Verschickt kostenlos den informativen – leider sehr hormonorientierten – Ratgeber *40 plus*)

Frauengesundheitszentren bzw. Frauenberatungsstellen:

A **F.E.M.**
WHO-Modellprojekt der Semmelweis-Frauenklinik
Bastiengasse 36-38, 1180 Wien
Kurse, Vorträge und Einzelberatung unter Tel.: 01/476 15–373

Familienberatungsstelle des Vereins »Trotula«
Friedrich-Engels-Platz 21/Stiege 2/1, 1200 Wien

ADRESSEN

Club Bassena
Beratungsstelle für Frauen in den Wechseljahren
Ada-Christen-Gasse 2/A/16, 1100 Wien

Frauengesundheitszentrum Graz
Brockmanngasse 48, 8010 Graz
www.fgz.co.at

Verein Frauen für Frauen
Leonhardstraße 116, 8010 Graz

ISIS – »Gesundheit und Therapie für Frauen«
W. Hauthaler-Straße 12, 5020 Salzburg

D **Feministisches Frauengesundheitszentrum (FFGZ) e.V.**
Bamberger Straße 51, 10777 Berlin-Schöneberg
(Di und Do 10-13 Uhr, Do 17-19 Uhr)
www.ffgz.de
Herausgeberin eines informativen Ratgebers über die Wechseljahre.

Frauengesundheitszentrum München
Nymphenburgerstraße 38, 80335 München

CH **Frauengesundheitszentrum**
Aarbergergasse 16, 3011 Bern

Schlagen Sie außerdem im Telefonbuch Ihrer Wohnumgebung (größere Städte) nach oder informieren Sie sich im Internet unter www.ffgz.de/exte.htm

Tibetische Medizin

Nähere Informationen über *Padma 28* können Sie aus allen Ländern anfordern bei:

Padma AG
Wiesenstraße 5, CH-8603 Schwerzenbach
www.padma.ch

Informationen zur Behandlung nach tibetischen Richtlinien:

A **Dr. med. Elisabeth Gattringer**
Wiedner Gürtel 8, 1040 Wien

Tibet Zentrum – Tibet Restaurant Songtsen Gampo
Herr Gruber
Währinger Gürtel 102, 1090 Wien

(Auskünfte über die Anwesenheit tibetischer Ärzte in Österreich)

D **Informationsstelle für Tibetische Medizin**
Naturheilverein Zell u. A. e.V.
Postfach, 73119 Zell u. A.
(Auskünfte über Aufenthalte tibetischer Ärzte in ganz Europa; Informationsmaterial)

Dana e.V.
Gesellschaft zur Erhaltung tibetischer Kultur und Medizin
Rheinstraße 5, 80803 München
(ständig tibetischer Arzt anwesend)

CH **Dr. Tendhon Amipa-Desam**
(tibetischer Arzt, ausgebildet in Dharamsala)
c/o Praxisgemeinschaft Dres. Gunsch, Kälin & Troxler
Rosengasse 9, 8332 Russikon

Praxiszentrum östlicher Naturheilverfahren
Dr. Kalsang Shak
Arbachstraße 56, 6340 Baar
(Auskünfte über Aufenthalte tibetischer Ärzte und über tibetische Heilmittel)
PatientInnen aus aller Welt können sich mit ihrer ärztlichen Diagnose auch direkt an das **Institut S. H. des Dalai Lama** in *Dharamsala*, Nordindien, wenden, um dort die entsprechenden tibetischen Arzneien zu beziehen. Kontaktadresse:
Men Tsee Khang
Gangchen Kyishong
Dharamsala 176215
H.P./India
Tel.: 0091-18 92-2 26 18/2 31 13
Fax: 0091-18 92-2 41 16

Padma 28, das aufgrund seiner immunstärkenden Wirkung auch das seelische Befinden positiv beeinflusst, erhalten Sie in Österreich und der Schweiz als Nahrungsergänzung in Apotheken/Drogerien und in Deutschland auf Bestellung in Apotheken.

Padma-Tees in 4 Sorten siehe Adressen unter »Phytotherapie«.

Umwelteinflüsse, Erdstrahlen

Vermittlung seriöser RadiästhetInnen (»RutengängerInnen«):

A **Verband für Radiästhesie und Geobiologie**
Florianigasse 43/12, 1080 Wien

Verein österreichischer Rutengänger
Kittenbach 14, 8082 Kirchbach

D **Institut für Baubiologie**
Holzahm 25, 83115 Neubeuern

Institut für Geopathologie
Waldeckerstraße 40, 34128 Kassel

Verein für Verbraucherberatung e.V.
Fronstraße 5, 65594 Runkel-Dehrn

CH **Verlag RGS (Schweizerische Zeitschrift für Radiästhesie)**
Bahnhofplatz 8a (Büro 073), 9001 St. Gallen

Schadstoffmessungen:

A **Verein für Konsumenteninformation**
Mariahilfer Straße 81, 1060 Wien

D **Institut für Umweltkrankheiten**
IFU Forschungsgesellschaft für Umweltmedizin mbH
Im Kurpark 1, 34308 Bad Emstal

AG ökologischer Forschungsinstitute
Bismarkstraße 33, 76133 Karlsruhe

AG der Verbraucherverbände
Heilsbachstraße 20, 53123 Bonn

In der Schweiz kontaktieren Sie bitte die nächstgelegenen Konsumenteninformationsdienste (Telefonbuch) oder die eingangs erwähnten Stellen für Ganzheitsmedizin.

Visualtherapie

Spezielle Landschaftsbilder können Sie bestellen bei:

Edition Pegasus
S. Elert/A. Krumnow
Weredunstraße 1a, D-37688 Beverungen-Wehrden
(Infobroschüre anfordern)

In der Schweiz gibt es einen **Kalender mit stimmungsvollen Waldbildern**. Zu bestellen bei:

Stiftung Internationales Baum Archiv (IBA)
Postfach 16, CH-8410 Winterthur

Vitamine, Mineralstoffe, Spurenelemente und Aminosäuren

Auskünfte erteilen:

A **Österreichische Gesellschaft für Ernährung (ÖGE)**
Zaunergasse 1–3, 1030 Wien
(Bei so einer Institution müssen Sie allerdings damit rechnen, dass das konventionelle Wissen meist nicht mit den Erkenntnissen der Naturheilkunde übereinstimmt und diese dort wenig bekannt sind.)

D **Arbeitskreis Ernährungs- und Vitamin-Information e.V.**
Schweizer Straße 9, 60594 Frankfurt/Main

AG Diagnostik und alternative Heilverfahren e.v.
(Astrid Isenberg)
Sandstraße 41, 80335 München
(es werden regelmäßig Mitteilungsblätter herausgegeben)

Vitaminbedarfs- und Haarmineralienanalysen führen durch:

Institut für Mineralmedizin und Analytik (»Labor Neubau«)
Dr. med. Wolfgang Gruber
Paul Peters-Gasse 2, 2384 Breitenfurt
(Haarmineralienanalysen; Anmeldebogen anfordern)

Labor Prof. Birkmayer & Medinfo GmbH.
Schwarzspanierstraße 15, 1090 Wien
(Atomabsorption, nur Einzelelemente)

D **Labor für Vitamin-, Mineralstoff- und Vollblutanalysen**
Dr. Bayer GmbH & Co
Bopserwaldstraße 36, 70180 Stuttgart

CH **Medizinisches Labor Dr. Henry Mikolas**
Postfach 115-B, 5330 Zurzach
(auch Vollblutanalysen, Info anfordern)

Fa. Gesar AG
8235 Lohn/SH
(Haaranalysen; Testunterlagen anfordern)

Fa. Vitamins & More (Vitamehr)
Internationale Antwoordnummer 30101
NL-6370 Landgraaf
www.vitamehr.de
(Vitaminbedarfs- und Haarmineralienanalysen; Katalog und Analyseset anfordern; die Analyse wird von einem Arzt kommentiert)

Die Firma Vitamehr bietet ein großes Sortiment an Vitaminen, Mineralstoff- und Nahrungsergänzungspräparaten, sowie speziellen Heilkräutern nach US-Qualitätsstandard.

Aminosäurenanalysen erstellt:

D **Institut für Umweltkrankheiten**
Im Kurpark 1, 34308 Bad Emstal

CH **Schweizerische Gesellschaft für Ernährungsforschung (SGE)**
Universitätsstraße 2, 8092 Zürich

Wirbelsäulenprobleme

Fehlbelastungen der Wirbelsäule ziehen oft eine Reihe psychischer Symptome nach sich. Ängste und Wahrnehmungsstörungen können die Folge sein.

Auskünfte über Osteopathie/Ärztelisten etc. (Ausgebildete Osteopathen sollten das Diplom D.O.M.R.O. vorweisen können. Krankenkassen übernehmen die Kosten für Behandlungen normalerweise nicht.)

A **Wiener Schule für Osteopathie**
Frimbergergasse 6-8, 1130 Wien

Zentrum für Osteopathie
Brandstätte 5, 1010 Wien

D **Verband der Osteopathen Deutschlands e.V.**
Untere Albrechtstraße 5, 65185 Wiesbaden

Osteopathische Praxis
Marina Ch. Fuhrmann (D.O.M.R.O.)
Wielandstraße 5, 65187 Wiesbaden

Wirbelsäulenkorrektur nach Dieter Dorn bieten:

D Schulungszentrum für Wirbelsäulen-Therapie nach Dorn
(B. und H. Fleig)
Postfach 1232, 79664 Wehr/Baden

Hildegard Steinhauser
Webergasse 13, 88131 Lindau

Info über Dorn-Seminare: Tel. 07520/923 195

CH **S.A.O.M. – Schweizer Verband der Osteopathie**
Feldstraße 48, 4600 Olten
www.saom.ch